Bienestar
para la
Mujer

Grupo Editorial Tomo, S. A. de C. V.,
Nicolás San Juan 1043,
03100, México, D. F.

PRÓLOGO

Bienestar para la mujer es un libro para las mujeres escrito por una mujer. Helen Lawrence tiene muchos años de experiencia como fisioterapeuta, así como de esposa y madre. En 1984, fue la primer fisioterapista en Australia en obtener una beca en fisioterapia de salud de la mujer. La información para este libro la ha obtenido de la experiencia personal, la investigación y de amplias consultas con obstetras, ginecólogos y otros especialistas relacionados con las enfermedades de transmisión sexual y con el proceso del envejecimiento.

El libro es también de autoayuda junto con el consejo profesional y pide a aquellas mujeres que creen, correcta o incorrectamente, que no discutan con sus doctores. Ciertos capítulos pueden también ser de beneficio para las parejas que no entienden los problemas especiales que confrontan las mujeres.

Se recomienda este esfuerzo por producir una muy amplia cobertura en las áreas problema, desde la adolescencia hasta la postmenopausia y en qué circunstancias puede beneficiar la fisioterapia.

J.F. Correy
AM MB BS (Sydney) FRCOG FRACS FRACOG
Profesor de ginecología y obstetricia
Universidad de Tasmania

1a. edición, noviembre 2008.

© *Well-being for Women*
Copyright © Helen Lawrence 1990, 2004
Publicado en 2004 por Geddes & Grosset Ltd.
David Dale House, New Lanark, Scotland, ML11 9DJ

© 2008, Grupo Editorial Tomo, S.A. de C.V.
Nicolás San Juan 1043, Col. Del Valle. 03100, México, D.F.
Tels. 5575-6615 • 5575-8701 y 5575-0186
Fax. 5575-6695
http://www.grupotomo.com.mx
ISBN-13: 978-607-415-068-1
Miembro de la Cámara Nacional
de la Industria Editorial No. 2961

Traducción: Jocelyn Garzón
Diseño de portada: Karla Silva
Formación tipográfica: Marco A. Garibay Díaz
Supervisor de producción: Leonardo Figueroa

Derechos reservados conforme a la ley.
Ninguna parte de esta publicación podrá ser reproducida o transmitida en cualquier forma, o por cualquier medio electrónico o mecánico, incluyendo fotocopiado, cassette, etc., sin autorización por escrito del editor titular del Copyright.
Este libro se publicó conforme al contrato establecido entre *Geddes & Grosset Ltd.* y *Grupo Editorial Tomo, S.A. de C.V.*

Impreso en México - *Printed in Mexico*

Introducción

En mi último año como estudiante de fisioterapia, vi a un recién nacido en su mesenterio. Este antiguo término describe las membranas que cubren al feto y que generalmente se rompen antes del nacimiento, por lo que era inusual. La partera despegó las membranas como si fuera un guante de goma; había sido un parto fácil, creo que el sexto, pero la madre estaba inconsciente bajo los efectos del cloroformo. Al siguiente año me encontraba sintiéndome muy joven e inadecuada tratando víctimas de poliomielitis, demostrando técnicas de respiración en salas llenas de pacientes enfermos de tuberculosis y supervisando la primera caminata por tres años de exprisioneros de guerra que estaban inmovilizados en camas de yeso con tuberculosis. Posteriormente, en Canadá trabajé con niños que habían contraído parálisis cerebral, muchos de ellos como resultado de un nacimiento traumático.

El escenario de hoy en día es dramáticamente distinto, en particular en lo que concierne al nacimiento, pues la tecnología ha cambiado y está cambiando nuestra vida: el diagnóstico es más preciso, el tratamiento más específico y si falla, en ocasiones podemos reemplazarlo, pero los extensos principios de la fisioterapia siguen siendo los mismos:

- Aliviar el dolor.
- Facilitar la acción normal de los sistemas corporales, especialmente de los músculos y los nervios.
- Maximizar el potencial del paciente.
- Adiestrar a la gente acerca de su propio cuerpo.

Los últimos cuarenta años ha habido un cambio notable; la gente está mucho más interesada en su propia salud y entiende más, aunque aún hay, por supuesto, baches de ignorancia y negligencia premeditada. Este conocimiento de lo que necesita el cuerpo humano parece venir de la mano con la comprensión de que el planeta es muy frágil y de que debemos tomar la responsabilidad de nuestro propio ambiente. La posición de las mujeres también está cambiando; conformamos una parte significativa de la fuerza laboral, esperamos equidad razonable con los hombres y queremos tomar decisiones educadas acerca de nuestro propio cuerpo. Cuando iba a cumplir los cuarenta años, un doctor usó las palabras: "Cuando te hagas las histerectomía", la cual ya no es obligatoria excepto cuando hay algún trastorno presente en proceso... ¡y estoy feliz de que todos mis órganos aún estén intactos!

Este libro trata principalmente del ciclo reproductivo de las mujeres y de cómo la fisioterapia se adapta como una forma guiada de autoayuda para sus diferentes etapas, trayendo un sentido de bienestar físico a nuestra vida. Fisioterapia significa "curación del cuerpo"; es una herramienta de ciencia médica. Además de ser sanadores prácticos, los fisioterapeutas realizan investigación y publican estadísticas; trabajan muy de cerca con los doctores y en algunos países se les permite tratar al paciente "de forma autorizada" como practicantes; utilizan métodos naturales, con frecuencia sus propias manos, pero no recetan fármacos. Existe una percepción de medicina de alta tecnología opuesta a la medicina natural. La fisioterapia se ubica entre estos dos extremos, generalmente trabajando junto con otros tratamientos médicos. Las habilidades del terapeuta incluyen un conocimiento detallado de músculos, ligamentos, huesos y articulaciones; también un entendimiento práctico del uso de varias formas de energía (eléctrica, sónica, magnética, térmica) para tratar el cuerpo humano.

Estar en forma es recibir más y más énfasis en la búsqueda de la salud. Los fisioterapeutas del deporte están generalmente disponibles en ocasiones importantes en muchas partes del mundo. Al pensar en ponerse en forma, algunas mujeres se imaginan a una resplandeciente diosa del deporte, pero hay muchas actividades que nos ayudan a mantener la buena salud que no involucran el deporte real y que se pueden adaptar a nuestro estilo de vida.

El entendimiento funcional de nuestro cuerpo nos ayuda en todo lo que hacemos y desvanece el misterio y el folclor de las controvertidas preguntas de las relaciones sexuales seguras y de evitar embarazos caóticos. Una vez que el embarazo está establecido, los fisioterapeutas, como parte del equipo obstétrico, pueden enseñar cómo respirar a su ritmo, por el hecho notable de que las mujeres piden se les permita soportar el dolor del parto, si es que es soportable, como un derecho inmemorial del nacimiento, en lugar de eliminarlo por completo.

La fisioterapia juega un papel importante en el éxito de la lactancia, particularmente para la madre primeriza. La lactancia exitosa parece reforzar cada aspecto de la maternidad y necesita serlo desde el principio. Es una constante de la confianza, un ahorrador de tiempo y dinero, promotor de la salud y un dispositivo en el lazo de la naturaleza. Si los fisioterapeutas pueden asistir y alentar la lactancia, más bebés obtendrán el principio en la intención de la vida natural; pero las mujeres no sólo son alimentadoras de niños, pues con tantas de ellas deseando estar activas en el mundo, se vuelve vital para las mujeres jóvenes mantener la buena forma tanto como puedan en el embarazo y recuperarse rápidamente si surgieran problemas, como con una cesárea. Ya no pensamos en el embarazo como en algo que arruina la figura femenina. Sin embargo, una mujer puede requerir un pequeño empujón para dedicarse tiempo en esta extraordinaria autoimpuesta etapa de su vida. Las mujeres, ya sea por elección propia o por las circunstancias, tienen necesidades especiales y la fisioterapia puede ofrecer no sólo asistencia física, sino también ayuda psicológica y comprensión.

Existen nuevas formas excitantes en las que los fisioterapeutas ayudan a que las mujeres superen la incontinencia urinaria, la cual la padece un tercio de las mujeres que van de la madurez a la edad avanzada (algunas más jóvenes) con frecuencia provocada por el parto. El prolapso genital es otra afección que resulta del parto, en la que la fisioterapia tiene mucho que ofrecer para rehabilitar los músculos del piso pélvico y que contiene el tejido prolapsado. Hay muchos síntomas agravantes asociados con estos dos problemas que vale la pena discutir con un fisioterapeuta que tenga especial interés en condiciones ginecológicas.

Con mucha frecuencia, el estrés y el dolor merman ligeramente nuestra habilidad para sobrellevar y antes de que estemos completamente conscientes, tenemos el principio de un problema de por vida. Entender la relajación mental y muscular, perfeccionar nuestros reflejos para trabajar para nosotros y volviendo a examinar nuestra propia imagen irreal no son metas tan difíciles de conseguir.

Cuando la mediana edad/crisis de la edad conduce a la menopausia es tiempo de evaluar lo que hemos hecho. Con un poco de previsión la escena se puede establecer para un envejecimiento tranquilo. Hay una oportunidad de revisar los hábitos y actitudes adquiridos, pues puede ser la última oportunidad.

La fisioterapia es sólo una de las opciones abiertas a las mujeres, pero no es de ninguna forma exclusiva, sino una forma conservadora y no invasiva de acondicionar el cuerpo, que en muchos casos muestra sus colores reales en las primeras etapas del tratamiento. Es útil saber un poco acerca de cómo funciona, pues cada parte de las siete etapas de un hombre o mujer, tiene sus altas y sus bajas. Con frecuencia un punto de vista fresco es todo lo que se necesita para iluminar un oscuro prospecto o convertir uno negativo en positivo y la fisioterapia es una ciencia muy pragmática y positiva.

1. BUENA FORMA Y SALUD

Para entender cómo trabaja el cuerpo de la mujer, es necesario considerar tanto las debilidades como los puntos fuertes del sistema óseo y cómo la anatomía femenina influencia la buena forma y salud durante las actividades diarias. También es útil ver cómo las mujeres difieren fisiológicamente de los hombres.

Las mujeres son generalmente más pequeñas, más ligeras y tienen más grasa que los hombres y, aunque sólo tienen de la mitad a dos tercios de la fuerza del hombre, tienen ciertas ventajas fisiológicas en los deportes; muestran más resistencia en algunos deportes, así como beneficios para los deportes acuáticos, desde más flotabilidad hasta más aislamiento debido a la grasa. Las atletas de clase mundial que practican arduamente todos los días, tienden a reducir su proporción de grasa, aunque para las nadadoras vale la pena que conserven la capa de grasa.

Los hombres pueden correr por lo general más rápido que las mujeres por una buena razón anatómica: tienen la pelvis más delgada. Los muslos de las mujeres tienen el ángulo hacia adentro para permitir el desarrollo de una pelvis obstétricamente adecuada, lo que les da un balanceo en la forma de andar. Todas las mujeres tienen el mismo ángulo en los muslos, pero algunas lo tienen más pronunciado que otras. Los hombres por lo general tienen más fuerza en los hombros y el tronco, pero no necesariamente en las piernas. Las mujeres tienen el corazón y los pulmones más pequeños y no pueden almacenar tanto hierro como los hombres y tienen menos glóbulos rojos que los hombres. Las mujeres pueden requerir suplementos de hierro durante el embarazo y las deportistas se pueden beneficiar con hierro adicional. Algunas mujeres que compiten en deportes estándares en los juegos olímpicos dejan de tener periodos menstruales, lo que se conoce como amenorrea y que les ocasiona preocupación con respecto a su fertilidad, aunque la amenorrea puede estar relacionada más al estrés que a la pérdida de grasa corporal, pero al terminar el arduo entrenamiento, el cuerpo se adapta y por lo general se restablecen los periodos menstruales y la ovulación normal.

A la mujer le lleva un poco más de tiempo sudar que al hombre. Los vasos sanguíneos que están debajo de la piel contienen más sangre, lo que vuelve la piel más rosa y por lo tanto, sudan más eficientemente y se refrescan más rápido que los hombres.

Las lesiones de espalda son más comunes en las mujeres, pues pueden ocurrir después de los cambios hormonales que suavizan los ligamentos durante el embarazo y pueden tener resultados duraderos, pero las mujeres jóvenes que no han estado embarazadas también se quejan de dolor de espalda y algunas autoridades en la materia creen que algunos episodios traumáticos repetidos debilitan gradualmente la cubierta externa de uno o más discos. Este tipo de desgastes se puede reducir teniendo cuidado al levantar cosas pesadas, pues el levantarlos y girar al mismo tiempo puede ser particularmente dañino. Los profesionales como las enfermeras necesitan aprender técnicas correctas para levantar este tipo de objetos, como técnicas para levantarlos, ejercicios para los hombros, levantar dichos objetos en conjunto, etc. Las mujeres que juegan tradicionalmente deportes están propensas a sufrir lesiones de la rodilla y de contacto que ya no son un fenómeno predominantemente de hombres.

Las lesiones constantes o torceduras repetitivas son con frecuencia una queja, tal vez porque más mujeres usan los teclados más consistentemente que los hombres. Las mujeres parecen ser un poco más propensas a desarrollar calcificaciones (depósitos de materia de calcio espesa y que se pueden formar alrededor de tendones y cápsulas articulares). Las mujeres mayores son más propensas a problemas de las articulaciones y los huesos debido a la disminución de estrógeno en la menopausia y las mujeres cuyo trabajo consiste en estar sentadas o paradas detrás de mostradores por largos periodos están especialmente en riesgo porque los huesos reciben muy poca estimulación muscular.

Todas las mujeres son anatómicamente más débiles que los hombres en el piso de la pelvis; son más propensas a perder gotas de orina durante el arduo ejercicio.

Se piensa que los hombres son más lógicos que las mujeres pero menos intuitivos; son mejores para el pensamiento abstracto pero más débiles en cuanto a las habilidades para el idioma; mejores en planear a largo plazo pero más pobres en el manejo del día a día. Aunque las condiciones culturales y sociales probablemente han contribuido a estas diferencias, investigaciones recientes sugieren que el cerebro de los hombres puede operar de forma diferente al de las mujeres. Desmond Morris, autor de *El simio desnudo* apunta que los hombres tienen mejor coordinación visual; tradicionalmente son mejores en los deportes como tiro, pesca con mosca, tiro con arco, esgrima, dardos, golf y deportes de equipo, aunque siempre habrá muchas mujeres que los derrotarán en su propio juego.

Si la mujer es la cabeza de la familia, será ella quien llevará la batuta en su hogar. Si a la persona a cargo le gusta una casa herméticamente sellada, proporciona comida alta en contenido calórico y bajos nutrientes, utiliza mucha ropa y cubre mucho a los niños cuando son pequeños, fuma, se sienta a ver televisión, toma somníferos para el dolor de cabeza y bebe café de forma adictiva, ¿es probable que el niño haga lo mismo? Por suerte cada vez menos gente tiene este tipo de vida hoy en día.

Las plantas con frecuencia vienen con la recomendación de que se deben "aclimatar", lo que significa que no se deben guardar en el interior. ¡La gente también debe aclimatarse! En la sociedad moderna esto no siempre ocurre: dormimos con las ventanas cerradas, nos vestimos con pantalones, suéteres y ropa deportiva (a menos que haga mucho calor), comemos más de lo que necesitamos, con frecuencia el tipo de comida equivocado y permanecemos sentados mucho tiempo. Toleramos sólo un bajo rango de temperatura. En ambientes fríos tendemos a calentar toda la casa o el lugar de trabajo y si hace calor ponemos el aire acondicionado. Los humanos han vivido y sobrevivido en zonas templadas por miles de años sin tales ajustes para cambiar las temperaturas.

Cubrirnos demasiado en el exterior es común. La ropa deportiva se usó primero como ropa para después de hacer deporte, cuando había razones para mantenerse caliente, ahora son ropa deportiva. Los pantalones de mezclilla en ocasiones son tan ajustados que pueden rozar el área genital de la mujer. Las piernas de los niños, que solían estar descubiertas en todas las estaciones, ahora están encerradas en trajes largos, pantalones largos y aún hasta los pantalones acolchados (que pueden interferir con la forma de caminar y estimular las piernas arqueadas).

Las mujeres que practican ejercicio de forma regular son probablemente una minoría motivada. Los deportes de interior, como el críquet de interior, boliche, clases de aeróbics, squash y badminton son muy populares y una clase de ejercicio de interior es una rápida forma de hacer ejercicio semanalmente, pero, mientras cualquier deporte es mejor que no hacerlo, las actividades al aire libre pueden ser más benéficas desde un punto de vista general – y con frecuencia son gratis. Nadar y surfear en el mar pueden ser más vigorizantes que nadar cierta distancia en una piscina cubierta.

Dándole forma a la figura

En varias etapas de la vida de una mujer, el cuerpo tiende a ser más exuberante y se sale de control. La pubertad es el primer punto de peligro, luego el embarazo, seguido por el periodo después del nacimiento o entre los nacimientos.

La mediana edad tiene sus peligros, al igual que los años de la menopausia. Estos momentos están marcados generalmente por sentimientos de cansancio, falta de ganas para hacer las cosas, o una tendencia a engordar. La causa puede ser una fluctuación hormonal.

Puede sonar como si una mujer se enfrentara constantemente con los problemas ocasionados por los caprichos de su cuerpo, pero no es así, durante muchos años, nuestro peso no varía, nuestros niveles de energía son normales y luego, aparentemente, de la nada, habrá un lapso.

Cansancio inexplicado

La mayoría de las mujeres pierden una cantidad variable de sangre en intervalos regulares a través de su vida reproductiva. En teoría, esta pérdida se recupera rápidamente por la médula espinal, que continuamente produce nuevas células sanguíneas y hemoglobina (propiedad que transporta el oxígeno) conforme se necesita. Sin embargo, muchas mujeres presentan cuadros de anemia más fácilmente que los hombres, por lo que requieren hierro extra particularmente en el embarazo (aunque hay alguna con-

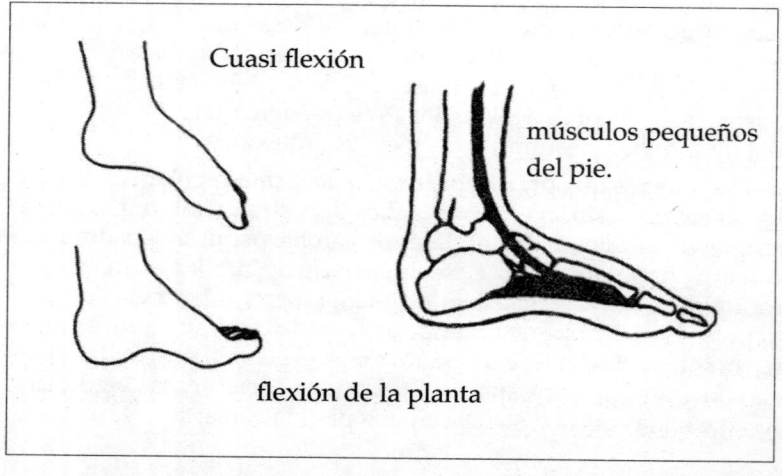

troversia acerca de esto). Una nueva e interesante teoría es que las mujeres viven más que los hombres porque acumulan menos excedente de hierro. La vitamina B12 ha sido relacionada a un posible déficit de hierro en los años reproductivos, por lo que valdría la pena investigar los suplementos con esta vitamina.

Un examen de sangre no debe mostrar ninguna deficiencia de hierro u otras anormalidades y aún así el cansancio puede persistir. Esto sólo significa que las pruebas no son lo suficientemente sensibles para captar lo que está equivocado, el problema es subclínico. Cuando era joven me dijeron que mi cansancio estaba "en la mente", pero finalmente me recetaron una dosis de hierro, que efectuó una cura dramática. Algunos tipos de hierro no son bien tolerados, pero hoy en día hay mucho de dónde escoger.

Desde el punto de vista óseo

Pies: Una clave para tener unos buenos pies es la fuerza de los dos empeines; el largo, que se identifica fácilmente y el transverso, por debajo de la cabeza metatarsiana. No importa mucho si el empeine largo es plano (condición conocida comúnmente como pie plano), dado que el pie es móvil y los músculos trabajan correctamente. Sin embargo, una persona con pie plano probablemente no llegue a ser un gran velocista. En el pie plano, la mitad del pie no cierra propiamente y tiende a estar desaliñado, lo que evita un buen impulso a la hora de correr. Si el empeine transversal está plano, presenta dolor (metatarsalgia), se desarrollan callos, dolerá al caminar. El pie en martillo y los juanetes son signos de que los músculos de la pierna son hiperactivos y los músculos pequeños del empeine han muerto.

Para ejercitar estos músculos pequeños pero cruciales, poner el pie en una superficie plana e intentar cavar por debajo del pie delantero con los dedos derechos (no encogidos). Después de un rato será posible ejercitar los pies con los zapatos. Se desarrollará un buen volumen de músculo receptivo, tomando el lugar de los tendones, parecido a una garra con músculos gastados entre ellos. Los juanetes también pueden ser ocasionados por zapatos puntiagudos y un andar defectuoso –golpeando el hueso debajo del dedo gordo del pie en cada paso en lugar de transferir el peso junto con el borde externo del pie. Puede ser necesaria la cirugía para eliminar el juanete. No hay que desatender el ejercicio para mejorar los músculos pequeños del pie una vez que el juanete se ha corregido quirúrgicamente.

Los zapatos se deben escoger con cuidado. Sólo siendo exigentes podemos mejorar la calidad disponible de los zapatos que compramos. Algunos fabricantes tienden a hacer zapatos muy rígidos, a diferencia de, dicen, el equivalente a la maravillosamente suave piel italiana. De estudiantes nos enseñan que debe ser posible doblar un zapato a la mitad; yo no recomendaría esto, con excepción la mayoría de los zapatos europeos de piel de becerro: ¡podríamos pagar mucho por un zapato quebrado!, pero la flexibilidad es una consideración vital para la comodidad y salud de los pies.

Otra dificultad es encontrar zapatos del ancho correcto. Si se tienen pies problemáticos, es prudente gastar más en zapatos para uso diario, de tacones bajos y cómodos para caminar en lugar de zapatos elegantes. A veces soportar zapatos inadecuados puede ocasionar dolor intenso y sentimos que los pies nos están matando.

Los zapatos pueden ser ciertamente la causa de intenso dolor y sufrimiento y muchas zapaterías parecen sacarse la lotería cuando compramos zapatos de nuestro número y obtenemos poca ayuda a la hora de probarlos, pero los podólogos y fisioterapeutas están ahí para recoger los añicos, aunque tal vez deberían ser ellos quienes atendieran las zapaterías.

Tobillos: Muchas mujeres dicen que tienen tobillos débiles o que les fallan muy seguido; esto en realidad es ocasionado por el desbalance de los seis músculos que mueven la articulación del tobillo. Con frecuencia, los músculos que mueven el pie hacia adentro o hacia fuera son lentos para responder al tropezar. Todos los músculos del tobillo pueden reforzarse haciendo ejercicios de resistencia o usando una tabla tambaleante o inestable, como un sube y baja en el cual nos podamos parar y balancear para entrenar los músculos del tobillo y que éstos respondan más rápidamente.

Las mujeres que trotan o practican squash sin calentar, se pueden desgarrar el tendón de Aquiles, en la parte de atrás del tobillo (la leyenda dice que fue un héroe griego a quien se le sumergió en un río mágico que se suponía lo haría inmortal, pero su madre lo sostuvo del talón y olvidó mojarlo, por lo que permaneció vulnerable en ese punto y murió cuando sucumbió a una flecha que le dio justamente en el talón). Un desgarre en el tendón de Aquiles es una lesión grave que en ocasiones requiere de cirugía y luego de un largo periodo de fisioterapia para que se estire y disminuir la hinchazón. La lesión en la espinilla es otra lesión ocasionada en el deporte y que se debe tratar para aliviar el dolor; esta lesión involucra los músculos que están al frente de la parte baja de la pierna.

Rodillas: En algunos deportes como el basketball, netball* o esquí hay que parar de repente y girar sobre los pies fijos. La rodilla no puede tolerar este tipo de acción indefinidamente a menos que el músculo que está en la parte frontal del muslo, el cuádriceps, sea muy fuerte.

Si es muy débil, la rótula se puede dislocar o los ligamentos y cartílagos se pueden dañar. El cuádriceps en realidad rodea a la rótula y se introduce en la tibia. Algunas personas desarrollan una "rótula áspera", que es un tipo de artritis que ocasiona dolor e hinchazón. Otros tienen una rótula que sigue una trayectoria lateral y se tiene que colocar en su lugar. Invariablemente el cuádriceps es el músculo clave que tiene que ser reforzado para superar el problema.

Caderas: La cadera es una articulación muy fuerte que da pocos problemas a menos que se disloque o que la pelvis se fracture o sea inestable. Una cavidad poco profunda está predispuesta a una posible dislocación antes o al momento del nacimiento. Esto es más común en las bebés porque las mujeres tienen más ángulo en los muslos que los hombres. En una edad más avanzada, las mujeres están propensas de alguna forma al mismo proceso porque la cavidad se ha desgastado en la parte superior. La solución es, por lo general, el reemplazo de cadera en estos casos.

Manos y muñecas: Las manos son muy susceptibles a lesiones menores como cortadas y quemaduras. Algunas lesiones son de tipo insidioso relacionadas con el trabajo. En ocasiones los músicos necesitan tratamiento para las lesiones repetitivas, una de las cuales es una condición en la que la capa o vaina de los tendones del dedo se vuelve rígida o gruesa. Otra condición se llama "dedo en gatillo", en la que el dedo se flexiona y es difícil volverlo a estirar y si se intenta pasivamente, hace un tronido parecido al del gatillo de una pistola. El dedo en resorte es una lesión en la que el tendón se retrae y la articulación final del dedo no se puede enderezar.

El síndrome del túnel carpiano es una condición dolorosa de la mano en la que los nervios, los vasos sanguíneos y los tendones se confinan estrechamente detrás de una banda de tejido cubriendo la parte frontal de la muñeca. Otra condición es el ganglio, que es un bulto parecido a una pequeña piedrita que por lo general aparece en la parte de atrás de la muñeca, provoca dolor y puede

---

* *El* netball *es un deporte femenino, similar al* korfball *holandés y a la pelota al cesto argentina, y con una estructura de juego emparentada con el baloncesto.*

interferir con el movimiento. Con frecuencia la cirugía es la solución a estos problemas del tejido blando, también la fisioterapia puede ayudar como tratamiento posoperatorio. El movimiento de la mano es vital: si se pierde la fuerza o se debilita, la mano se limita en todas sus acciones. La llamada habilidad prensil de agarrar y sostener, así como de flexionar los dedos se ha refinado hasta la perfección y se usa en cada manipulación que el genio humano puede idear. Los fisioterapeutas se encontrarán con un sinfín de problemas para intentar mantener esa habilidad prensil, tal vez entablillando, pero también con ejercicio. En ocasiones la acción necesita entrenarse por completo nuevamente a causa de una parálisis real por la lesión del nervio.

Cuando un brazo o una muñeca se tienen que entablillar, es más importante mantener el movimiento de los dedos y la mano. Algunas tablillas tienen bandas de goma que se estiran alrededor de los dedos para asegurar que los dedos consigan tener algún movimiento contra alguna ligera resistencia; es una buena forma de evitar que los músculos se deterioren.

Codos: Los músculos del antebrazo se originan en la región del codo y si estos músculos se usan en exceso, con frecuencia el codo se irrita en sus estructuras óseas. El nervio cubital está muy cerca de la superficie en su paso sobre la parte de atrás del codo, por lo que se golpea fácilmente ("el hueso de la risa") y puede quedar atrapado o adherido. Cualquier interferencia con este nervio ocasiona adormecimiento o debilitamiento en la parte externa de la mano.

Hombros y cuello: Existen algunas condiciones que comprenden el hombro solamente, pero el cuello es con frecuencia el instigador de los problemas del hombro, que generalmente hay que examinar ambos. Los nervios del hombro y el brazo se extienden desde la espina en una gran rama llamada el plexo braquial. Las partes de esta red se pueden pellizcar o inflamar, ocasionando dolor bajo el brazo. El estiramiento y la movilización de la región del cuello pueden aliviar síntomas como adormecimiento, dolor y debilitamiento en un brazo y en la mano.

Sin embargo, algunos problemas que ocurren en el hombro no tienen nada que ver con el cuello. La articulación que cubre o encapsula se puede quedar atrapada. Los tendones que corren sobre ella se pueden inflamar, o una bolsa de líquido que previene la fricción se puede adherir al hueso y evitar que el brazo se pueda elevar por completo. Este conjunto de incapacidades se conocen como "hombro congelado" debido a la limitación del movimiento. Un término más moderno es "lesión del manguito rotador", nombre que cubre todos los aspectos del movimiento. El término "arco doloroso" describe específicamente la restricción y dolor cuando el brazo se levanta y se separa del cuerpo.

Los ejercicios para las lesiones de la articulación del hombro deben evitar el levantar cualquier tipo de peso. Es más apropiado realizar ejercicios balanceando el brazo o arrastrando el brazo lentamente apoyándolo en la pared o usando un dispositivo de cabestrillo y una polea para que el brazo sano haga la mayoría del trabajo.

Columna vertebral: Con frecuencia la gente imagina que su espalda o cuello adoloridos significa que hay un hueso fuera de su lugar. Mientras que es cierto que los huesos de la columna vertebral se amoldan conforme el niño crece, por enfermedad, por lesión y por desgaste natural, no es verdad que las vértebras individuales cambien su alineación natural; si lo hicieran, afectarían la médula espinal y probablemente ocasionarían parálisis extensiva – lo que puede ocurrir si se aplicara una gran fuerza, como la que hay en un accidente automovilístico.

Los discos entre las vértebras se desgastan con la edad, por lo que finalmente perdemos altura y en ocasiones las estructuras suaves se adhieren alrededor de las raíces nerviosas en donde abandonan la médula espinal ocasionando dolor a lo largo del recorrido del nervio. El dolor de la ciática viene de la parte baja de la espalda, la espina lumbar; el dolor de la mano y el brazo viene del cuello. Los fisioterapeutas pueden hacer lo que se llama prueba de relajación de la columna para ver si la columna vertebral puede moverse libremente dentro de su canal durante los movimientos del tronco. El dolor del disco es ocasionado por un desgarre en la cubierta del disco que permite al líquido que está dentro del núcleo del disco filtrarse hacia atrás, lo que es muy irritante para los nervios. Cada disco parece un poco

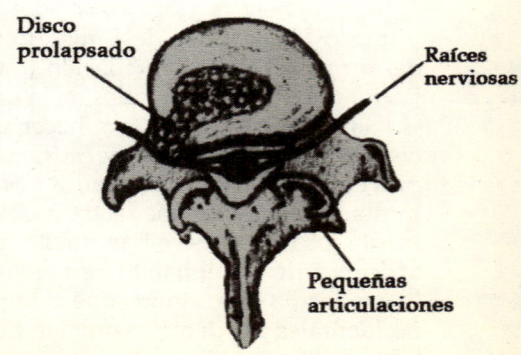

como un huevo frito: en el centro está el núcleo y alrededor está el material que lo cubre. El núcleo debe estar completamente en el centro. Acostarse boca abajo y levantar los codos ayuda a aliviar el dolor del disco mientras se dobla la columna en una posición que permita al líquido reabsorberse y al núcleo volver a su lugar. Algunas personas nacen con las vértebras ligeramente deformes, una costilla de más o con los ligamentos de la columna muy estrechos, lo que los hace más propensos a sentir dolor de esta parte. Las mujeres tienen las vértebras más pequeñas que los hombres, por lo que no deberían intentar realizar las mismas hazañas de levantamiento de objetos pesados a menos que estén especialmente entrenadas. La parte más baja de la columna, el sacro y el cóccix, rara vez ocasionan problemas a menos que se hayan lesionado seriamente: el cóccix, por ejemplo, se puede golpear montando a caballo.

Músculos antigravitacionales

Los músculos que sostienen al cuerpo en una posición vertical son los músculos "antigravitacionales", que incluyen el cuádriceps, los músculos de los glúteos, los músculos del estómago y los músculos del omóplato (romboides), los cuales no tienen que trabajar muy duro en una posición de pie, porque los largos ligamentos que están unidos a la columna la detienen como si fueran correas con muy poco esfuerzo y el cuerpo se balancea por medio de los músculos que trabajan en armonía en ambos lados de la columna, pero cuando se realiza cualquier actividad, estos músculos se vuelven muy importantes. Las mujeres que no son físicamente activas con frecuencia tienen músculos antigravitacionales débiles, tienen los hombros caídos, abdomen y glúteos fláccidos y muslos fofos. Si se deja que estos músculos se deterioren, los del otro lado de la articulación (músculos flexores de la cadera, los tendones y los músculos de la espalda y del pecho) se pueden volver muy estrechos. Para hacer una prueba, hay que sentarse con las piernas derechas y estirarse hasta tocar los dedos de los pies con los tobillos flexionados hacia atrás para poner los pies de punta. Si sentimos que lastima detrás de las rodillas, probablemente los tendones se han vuelto muy estrechos. Los asiáticos y africanos tienen el hábito de ponerse en cuclillas, lo cual es una buena forma de asegurar que el tendón del talón sea flexible. Los occidentales pueden ser completamente incapaces de hacerlo a la edad de 20 años.

Ejercicios de antigravedad

Estos movimientos ayudan a mantener las curvas de la columna en forma correcta y refuerzan los músculos que mantienen recto al cuerpo.

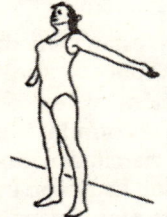

Ilustración 1. El cormorán: Pararse con los pies separados y estirar los brazos hacia fuera y hacia atrás como un cormorán secando sus alas.

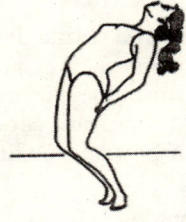

Ilustración 2. Voltereta hacia atrás: Pararse con las piernas separadas, agacharse hacia atrás hasta estar casi horizontal (inclinarse contra algo para estabilizarse).

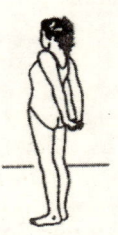

Ilustración 3. Catapulta: Pararse con las manos sujetadas por detrás y jalar los hombros hacia abajo y hacia atrás.

4. El pateador: Pararse frente a una mesa o repisa con ambas manos hasta arriba. Levantar una pierna hacia atrás lo más alto posible mientras se tiene el tronco derecho, luego alternar.

5. La cigüeña: Pararse sobre una pierna con la otra rodilla y apretarla contra el pecho. Levantarse sobre la yema del dedo de la pierna de apoyo varias veces.

Ejercicio

En el pasado, el ejercicio se asociaba con frecuencia a una rutina de disciplina; nunca faltaba la caminata diaria, montar a caballo si se era rico, el trabajo era para el pobre; se llevaba a los niños al parque para que jugaran y a los bebés en sus cochecitos. La pobreza ocasionaba que muchos trabajaran de más y estuvieran desnutridos aunque si bien no estaban propensos a las enfermedades de la opulencia.

A pesar de que correr y otros tipos de ejercicio están comenzando a modificar el estilo de vida, aún hay muchos niños y adultos de hoy cuyos hábitos son sentarse frente a la televisión, tal vez con unas botanas, por lo que se asocia a la televisión con la comida. Mientras el cuerpo está inactivo y casi seguro que poco ejercitado, ¡no es de asombrarse que la nación entera tenga sobrepeso! Es bueno evaluar nuestros hábitos de vez en cuando; hacer ejercicio regularmente lejos de cansarnos en realidad nos hace querer ejercitarnos más.

Antes que nada, ¿qué queremos alcanzar con una rutina de ejercicios? ¿Un estómago plano? ¿Unas piernas torneadas? ¿Caderas delgadas? ¿Las articulaciones crujen y se fracturan? ¿Resistencia? Los deportistas con frecuencia quieren trabajar en áreas específicas para propósitos especiales, pero para una persona ordinaria es mejor enfocarse a:

- Fuerza en los músculos antigravitacionales.
- Flexibilidad de las articulaciones.
- Atención a las áreas débiles.
- Resistencia razonable.

Fuerza

Los músculos a reforzar son las pantorrillas y el músculo del muslo (cuádriceps). Reforzar también el estómago y los glúteos. Para ejercitar el estómago, recostarse sobre la espalda con las rodillas dobladas. Levantar la cabeza y el tronco. No intentar trabajar el estómago levantando ambas piernas juntas con las rodillas estiradas. Los glúteos se usan con los cuádriceps en actividades de correr y caminar y regresando de una posición en cuclillas.

Los hombros y los músculos de la parte alta de la espalda, especialmente los músculos romboides, que van casi horizontalmente entre los omóplatos y la columna, también necesitan ejercicios de reforzamiento. Recostarse boca abajo (sobre el estómago), con los codos doblados y la cabeza sobre las manos, levantar el torso lo más que se pueda.

Pararse derecho con frecuencia y tensar todos los músculos como si se atara una cuerda en lo alto de la cabeza (ver marioneta, pág. 63). No olvidar jalar el mentón.

Flexibilidad

El yoga es excelente para incrementar la flexibilidad de las articulaciones. Al principio se puede pensar que los músculos rígidos nunca volverán a ser flexibles, pero con la práctica, se puede conseguir. Los niños por lo general son muy flexibles; a ellos hay que sentarlos con las piernas cruzadas tocando el piso. Los orientales tienen el hábito de sentarse así y mantienen su flexibilidad hasta una edad avanzada. La pérdida de rotación de las caderas hacia afuera que logramos al sentarnos con las piernas cruzadas, es en parte responsable de la frecuencia que existe hoy en día de la artritis de cadera y de los reemplazos de la misma.

Otra área que hay que valorar siempre es la rotación de los hombros. ¿Puedes apretar las manos detrás de los omóplatos, con un brazo por arriba de tu espalda y el otro abajo?

¿El cuello está rígido? ¿Cruje al moverlo? ¡Se escucha el crujido cerca de los oídos! Los ejercicios de movilidad con frecuencia ayudan a reducir este ruido de fondo. Los crujidos y las fracturas no son tan siniestros como suenan. El "ruido" en la región de la cadera sólo significa que un gran ligamento se está moviendo sobre una articulación.

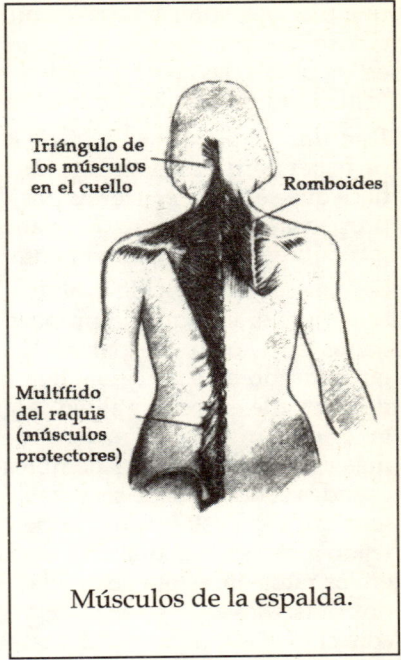

Músculos de la espalda.

Áreas débiles

Tobillos: Son los responsables de dar paso sobre superficies irregulares. Para reforzar los tobillos y darles más forma, pararse en una pierna y subir y bajar de puntas. Si los tobillos tienden a hincharse (las mujeres son más propensas que los hombres), sentarse en el piso y levantar y subir los pies, luego caminar de nalgas (dificultad progresiva de la cadera).

Rodillas: Se puede ser débil de las rodillas o tenerlas débiles; puede haber pérdida de un poco de cartílago en la articulación, lo que hace que se cierre en ciertas posiciones. Las rodillas también están propensas a la fractura de ligamentos y la rótula a la dislocación, ¡pregúntenle a un fisioterapeuta!

Estómago: Uno flácido y abultado que no se ejercita, no sólo no es atractivo, sino que no proporciona apoyo suficiente para los órganos internos o la espalda. Al final del día se puede uno sentir tan cansado de esa región, que la cama es el único lugar en donde se puede encontrar alivio. Algún tipo de flacidez en el estómago es común para las mujeres de mediana edad. Las mujeres son más vulnerables que los hombres (excepto aquellos que consumen grandes cantidades de cerveza). Las mujeres al dar a luz estiran los músculos del estómago y la pelvis se abre, lo que tiende a juntar tejido graso en el abdomen y estómago; recordar sumir el abdomen en los ratos libres puede ayudar. Tal vez haya un espacio entre los dos músculos rectos verticales y las bandas rectas de músculo que conectan el esternón con el hueso púbico. Si es así, habrá que hacer ejercicios de resistencia. No hay que depender de una faja, sino que hay que desarrollar los propios músculos.

Músculos de los hombros: Es difícil mantenerlos lo suficiente, aún si se es un escalador con una carga pesada, se puede tener una cierta debilidad en esos músculos romboides importantes. Para reforzarlos hay que pararse derecho y jalar los omóplatos a la altura de la pared torácica. Los músculos débiles en la parte alta de la espalda darán los principios de una joroba de persona mayor. Los músculos débiles anteriores del cuello pueden ocasionar dolor de brazo, cuello y hombros, así como dolores de cabeza. Es buena idea estirar estos músculos que están flojos, pero es mejor consultar a un fisioterapeuta para movilizar el cuello que está tieso si se tiene un dolor de verdad.

Espalda: El dolor en el área de la cintura puede ser ocasionado en parte por los músculos débiles del estómago. Reforzar el estómago puede incrementar enormemente la fuerza de la espalda. Para reforzarlo, ver página 27.

Manteniendo la energía

Hay que tratar de incrementar la tolerancia del ejercicio; hay que hacer el mismo ejercicio arduo, e.g., tenis o golf una vez a la semana sin fallar. La jardinería es una opción que se puede practicar con regularidad, si es posible, diariamente, verán que la energía se incrementa automáticamente y disfrutarán la rutina obligatoria de ejercicios cada vez más.

¿Debo trotar?

¿Lo disfrutas? Si se quiere trotar, hay que asegurarse de tener la ropa apropiada y zapatos deportivos flexibles de buena calidad; hay que quitarlos al llegar a casa. En esta época de estilo de vida casual se desatiende el cambio de ropa. La salud de los pies es importante; si crees que huelen los pies, cambia los zapatos y calcetines con más frecuencia, anda descalzo y deja que tus pies respiren.

No se recomienda correr en una superficie dura, como tartán y grava, pues ocasiona que los huesos y las articulaciones se golpeen. Si es posible, corre en el pasto.

Correr es peligroso si se tiene presión alta o algún trastorno del corazón y se debe hacer un chequeo médico antes de comenzar esta actividad. Desarrollar un ritmo mientras se practica: inhalar mientras se dan tres zancadas y exhalar cuando se den dos... pero la carrera de fondo puede ser una alternativa más segura.

Masaje

El masaje nos ayuda a relajar y sentirnos bien, pero si esperamos bajar de peso con él, nos vamos a llevar una decepción.

En ocasiones el masaje puede hacer lo que otras cosas no; el fisioterapeuta puede masajear tal vez los músculos tiesos del cuello y los hombros para permitir movilizarse o manipular las articulaciones. ¡No es bueno intentar realizar una manipulación contra los deseos subconscientes del paciente! Con frecuencia se les pregunta a los fisioterapeutas acerca de los vibradores; ¿son buenos? En general, los fisioterapeutas no los usan porque no tienen valor terapéutico comprobado y cuentan con mejores aparatos. Los vibradores caen en la misma categoría de las lámparas de rayos infrarrojos que solían ser una herramienta regular de los fisioterapeutas antes de la llegada del ultrasonido y de la terapia de interferencia, que ahora se consideran un buen tratamiento casero si aplica y ayudan a relajar los músculos.

Saunas, hidromasajes y baños de spa

La idea del calor húmedo es hacernos sudar y perder líquidos. La piel es un órgano excretor bastante bueno, por lo que se pierden muchos desechos y hay tendencia a compensar la pérdida de líquidos al sentir sed, lo cual está bien si se bebe agua. Beber agua ayudará en realidad a perder peso porque llena el estómago con una sustancia que no tiene kilojoules, pero si bebe cerveza, licor o inclusive una bebida suave después de la sauna, se puede incrementar tanto peso como el que se perdió al sudar.

El agua agitada tiende a ser vigorizante, pues causa el mismo impacto que un masaje. Aún hay duda de si hace algo más que relajarnos, pero el efecto vibratorio de la turbulencia ha demostrado que reduce el dolor.

Lesiones en los deportes y cómo evitarlas

Las lesiones en los deportes son, hasta cierto punto, inevitables. Sin embargo, se debe proteger cualquier área débil. Las tiendas deportivas y las tiendas de artículos médicos venden apoyos para las rodillas y muñecas hechas de material de traje de buzo, que se amolda al área debilitada y alcanza la articulación tanto por arriba como por debajo para reforzar los ligamentos. Los fisioterapeutas pueden dar consejo sobre este tipo de tablillas y también sobre el uso de correas, de cinta deportiva para proteger las articulaciones y tendones. Cuando ocurre alguna lesión se debe tratar lo más pronto posible. En ocasiones la lesión puede ser tan grande que el sangrado hacia los músculos puede formar una acumulación de sangre llamado hematoma. Si un hematoma grande no se trata, el área afectada puede endurecerse o calcificarse.

El hielo generalmente se usa primero como compresa para cortar el sangrado interno. Puede ser necesario el vendaje y en ocasiones el entablillado. Tal vez después se utilice un tratamiento eléctrico o ultrasonido para disminuir la hinchazón y resolver el hematoma. Los músculos o partes de los músculos en ocasiones están lastimados o tienen algún desagarre y estas lesiones se tratan de la misma forma aunque ocasionalmente los tejidos tienen que ser cosidos al igual que la piel si la herida es enorme.

La inflamación de un tendón puede ocurrir desde una carrera de fondo, golf, badminton o tenis (el codo de tenista es muy conocido, pero puede no ser ocasionado por el tenis). La lesión del ligamento ocasiona falta de estabilidad y debilidad de la articulación y con frecuencia se curan lentamente, pues tienen un abastecimiento de sangre relativamente pobre.

Los músculos se debilitan rápidamente cuando se inmovilizan; se les debe volver a entrenar y el tirón alrededor de la articulación se normaliza si la lesión no se repite. Los codos sufren de tirones, como en el judo o se dislocan tal vez como resultado de una caída al practicar gimnasia. Los bailarines de ballet están propensos a tener problemas de cadera, pies y tobillos debido al estiramiento severo de las articulaciones, mientras que los gimnastas pueden sufrir de problemas de muñeca y brazos y de hiperextensión del tronco. El lanzar objetos también puede ocasionar inflamación de la muñeca y ganglio, que es la hinchazón de un tejido suave en la muñeca. El netball*, el hockey y el criquet pueden ser peligrosos para los dedos. Los esquiadores con frecuencia se lesionan los tobillos, se desgarran algún ligamento o pueden padecer algo más serio como fractura de huesos. Las fracturas por lo general se curan en un periodo establecido, dependiendo del tipo de fractura y del trauma del hueso, pero si la unión es lenta, la estimulación eléctrica puede acelerar la curación. El fisioterapeuta puede hacerlo por medio de unas ventanas en el yeso e insertando unas almohadillas húmedas con electrodos dentro de ellas.

Otros tratamientos de curación incluyen la terapia de interferencia (TIF), pulsos de energía electromagnética (PEEM), casi intercambiable con la TIF; ondas cortas, ultrasonido, acupuntura, estimulación galvánica y farádica (estos términos se explican en el glosario), alivio del dolor específico, como una estimulación nerviosa eléctrica transcutánea (ENET) y estirando, congelando, movilizando, ejercitando o en ocasiones entablillando, masajeando y manipulando. Antes de comenzar cualquier tratamiento, el fisioterapeuta necesitará investigar el problema a fondo y generalmente se tiene que llenar una gráfica del cuerpo en la que se muestra el área en la que ocurre el dolor, la debilidad o el entumecimiento.

En el trabajo

Hemos recorrido un largo camino desde fábricas y oficinas mal iluminadas con equipo pesado, agotador, que pasó por lugares de trabajo aceptables a principios de este siglo. La mayoría de los grandes empresarios tienen consejeros que se pronuncian sobre el mobiliario de oficina ergonómico, descansos en el trabajo, equipo fácil de usar y buenas posturas en el trabajo, pero aún hay, desafortunadamente, demasiados empleados que son muy descuidados en este aspecto. Es sorprendente la diferencia que se puede hacer por un audífono para el teléfono, un descanso para la muñeca en el teclado y una pantalla inclinada en un monitor.

Las sillas ergonómicas deberían ser terapéuticas y de buena fe. Estas sillas son ajustables en cuanto a su altura y el respaldo se puede colocar a la altura y ángulo correctos para que la espina esté bien apoyada. Los escritorios deben tener una altura que evite el inclinarnos hacia delante. Girar al usar un teclado o pantalla puede ocasionar dolores y molestias, pero una silla giratoria puede ayudar. Los consejeros ergonómicos pueden evaluar cualquier trabajo, por ejemplo, al usar el teclado, al escribir, archivar, sellar, o clasificar. Si sentimos que estamos mal en este respecto, un fisioterapeuta o terapeuta ocupacional pueden acercarse a la empresa en nuestro nombre, como se les ha pedido en ocasiones para producir reportes para los casos de compensación de los trabajadores, para cuerpos de seguridad y casos en la corte.

Cuidado de la espalda

Las lesiones en la espalda con frecuencia son ocasionadas por forzar la espina para moverse más allá de su rango normal, pero el tener una buena movilidad ayuda a prevenir esto. Una minoría de las mujeres son hipermóviles y cuando es el caso, la estabilidad de la articulación está en riesgo si hay alguna debilidad muscular en el área. Si se ha tenido una lesión en la espalda, la curación puede tensar las estructuras alrededor de una articulación, por lo que se puede estar propenso a repetir pequeñas lesiones.

Nunca se debe desatender una espalda adolorida, pues rara vez se curan por sí solas. Los fisioterapeutas pueden usar movimientos pasivos de las piernas, pelvis o del torso superior para estirar el tejido y restaurar la movilidad, haciendo más segura la espalda para posibles futuras situaciones que involucren un levantamiento pesado o un movimiento más allá del rango usual.

Las mujeres son vulnerables a los dolores de las articulaciones sacroilíacas, pues estas articulaciones pélvicas se vuelven móviles en el embarazo y pueden quedar un poco más flojas que antes. De hecho, la pelvis femenina es estructuralmente una unidad no tan bien formada como la de los hombres.

Las mujeres jóvenes son más propensas a las lesiones de los discos que las mujeres de mediana edad porque sus discos son más elásticos que gruesos. Con la edad los discos se gastan y se adelgazan. En los últimos años, el dolor de espalda se debe más

Ejercicios para reforzar la espalda

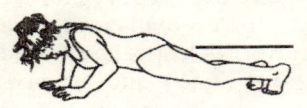

1. **Flexiones:** Recostarse sobre el estómago y flexionarse sobre las manos, sosteniendo el cuerpo derecho, no encorvarse. Relajar después de cada flexión.

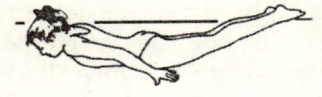

2. **Presiones:** Recostarse sobre el estómago y levantar ambas piernas, mantener los tobillos unidos presionándolos.

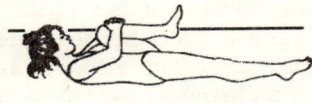

3. **Abrazo a las rodillas:** Recostarse sobre la espalda y doblar una rodilla hacia el pecho (mantener la otra pierna derecha). Apretar las manos alrededor de la rodilla y levantar la cabeza hacia ella.

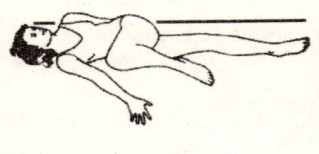

4. **Cruce de piernas:** Recostarse sobre la espalda. Doblar una rodilla hacia el pecho y rotar la parte más baja del cuerpo para que la rodilla que se levantó toque el piso.

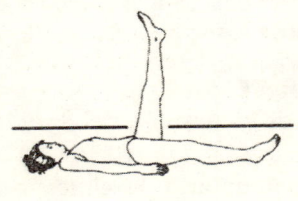

5. **Levantar la pierna recta:** Recostarse sobre la espalda y levantar una pierna a la vez. Mantener las rodillas rígidas.

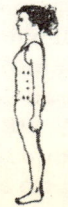

6. **Tonificantes:** Antes de levantar objetos, pararse, sumir el estómago y el piso pélvico y luego inclinarse ligeramente.

probablemente a una lesión en la pequeña articulación de la "faceta" en la parte de atrás de la espina, que con bastante facilidad se puede salir de su alineación. La presión del nervio puede ocurrir en cualquier caso. Sea la edad que sea, es vital levantar objetos de forma correcta, doblando las rodillas y llevando el esfuerzo cerca del cuerpo.

Los músculos similares a una cuerda, que corren paralelos a la espina, con frecuencia ejercen más fuerza, lo que jala las vértebras en una gran curva en la región de la cintura. Es importante reforzar los pequeños músculos que son como espigas y que sostienen las vértebras en el grado correcto de separación de cada uno y son responsables del control de la postura de la espina.

Si se tiene que levantar algo pesado o incómodo, hacerlo utilizando el método de tonificación, en el que hay que contraer los músculos del estómago junto con los del piso pélvico, luego hacer un movimiento de ligera inclinación (ver ilustración anterior), así se incrementa la presión intraabdominal, lo que ayuda a proteger la columna a la hora de levantar. Al tonificar, la pelvis y el abdomen se combinan para actuar como una caja, con el hueso en tres lados y el estómago contraído en el cuarto. Debajo está un piso pélvico firme; el diafragma crea la presión firme desde arriba; no es fácil aprender a tonificar, pero una vez que se domina, servirá de mucho y se volverá automático cada vez que se necesite.

Así que, para minimizar los problemas de la espalda:
- Levantar de forma correcta.
- Tonificar al levantar algún objeto pesado.
- Mantenerse razonablemente móvil.
- Reforzar los músculos correctos.

Evaluación del ejercicio

El ejercicio adecuado crea un sentido de bienestar y debe ser una rutina y parte esencial de la vida.

Los ejercicios se deben realizar con cuidado. El ejercicio aeróbico es para incrementar el ritmo de la respiración y el ritmo cardiaco, pero esto se debe hacer dentro de los límites de las capacidades individuales. Hay un máximo para el ritmo cardiaco; hay que restar la edad a 220 y luego tomar el 70 por ciento del resultado. Por ejemplo, el ritmo cardiaco máximo para una mujer de 25 años es de 136 latidos por minuto. Se pueden sentir los latidos del corazón en la muñeca o en la arteria carótida cerca de la tráquea, justo en frente del ángulo de la mandíbula. Contar el número de latidos por 15 segundos, luego multiplicar por 4 para conseguir el número de latidos por minuto o contar por 30 segundos y multiplicar por 2; tomar el pulso por todo un minuto es inexacto, pues los latidos se reducen considerablemente en ese intervalo.

Cualquier rutina de ejercicio debe comenzar con un periodo de calentamiento antes de alcanzar el máximo para que haya tiempo para que el incremento de oxígeno alcance los músculos. El índice metabólico básico se incrementa después de una sesión de ejercicio, por lo que se queman más kilojoules. El cuerpo también se vuelve más eficiente al eliminar los desechos a través de la piel, los pulmones, riñones e intestinos.

Algunos ejercicios pueden poner en riesgo ciertas áreas del cuerpo, por lo que es importante:

- Evitar levantar objetos pesados con las rodillas estiradas.
- Doblar las rodillas mientras se hacen sentadillas.
- Evitar los saltos de estrella si se tiene un piso pélvico débil o si cualquier parte del cuerpo reacciona mal al impacto (tobillos, rodillas, caderas, columna), usar plantillas Sorbothane® y hacer ejercicio sobre una superficie suave.
- Hay que tener cuidado con arquear la espalda al recostarse sobre el estómago y levantar ambas piernas y la parte superior del torso. El exceso de uso de los músculos extensores puede ocasionar problemas.

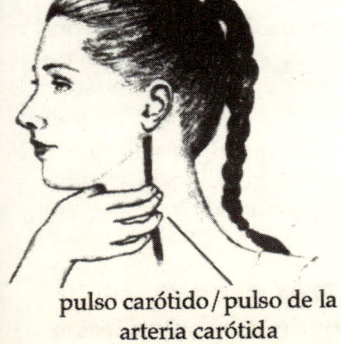

pulso carótido / pulso de la arteria carótida

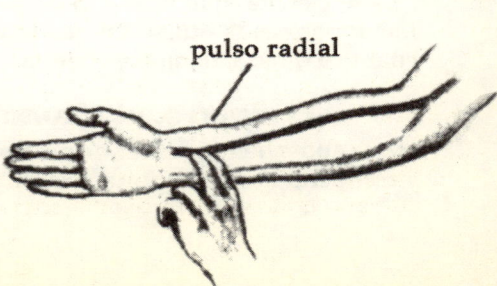

pulso radial

Algunos equipos deportivos pueden hacer que el ejercicio sea más difícil para nuestras capacidades, por ejemplo, hacer sentadillas sobre una rampa, con la cabeza hacia abajo, podría lesionar la espalda o causar una separación permanente de los músculos rectos abdominales si se tiene tendencia a la misma (generalmente en el embarazo o después del parto).

Ejercicio para los ratos libres

1. *Reclinar la cabeza contra la cabecera del respaldo del coche. Meter la barbilla y sentir cómo la cabeza hace que se deslice el resto (esto contrae los músculos del cuello anterior, que por lo general son débiles).*

2. *Reclinarse contra el respaldo del carro, deslizar los omóplatos hacia abajo y nivelarlos con el pecho.*

3. *Presionar la espalda contra el respaldo del asiento del carro y contraer el estómago.*

4. *Sentarse derecho en el asiento del coche y contraer los músculos del piso pélvico por arriba del asiento.*

5. *Con los pies directamente bajo las rodillas, contraer los músculos de la pantorrilla presionando los pies contra el piso.*

6. *Colocar los pies sobre el piso. Levantar los arcos para hacer una cueva bajo los pies (se puede hacer con los zapatos puestos).*

Todos estos movimientos se pueden hacer en el carro, sentados mientras esperamos el siga o mientras estamos formados en alguna fila.

No es bueno sentirse tentado a practicar algún deporte con alguna lesión que no esté completamente sanada. Las fajas y soportes son aceptables después de algunas lesiones para alguna actividad en la que la presencia sea crucial, pero es prudente buscar consejo sobre este punto.

Hay muchas oportunidades para la mujer del siglo veintiuno que se ejercita, que vale la pena pensar un poco en lo que es lo mejor para cada quien, así que hay que apostar por lo mejor en cuanto a dinero, tiempo y energía.

El cigarro, el alcohol y otras drogas

Hasta ahora hemos hablado de estar en forma o arreglar una lesión y recuperar la buena forma. Existen otros factores que pueden impedir tener buena forma, como puede ser el fumar, beber alcohol en exceso y el uso de otras drogas. Los fisioterapeutas tienden a ver el resultado final de estas adicciones (particularmente el fumar) cuando comienzan a afectar a la persona más adelante. Aun si el fumar no conduce a un rotundo trastorno como un cáncer de pulmón o enfermedades del corazón y de los vasos sanguíneos, siempre afecta la función de los pulmones. Con frecuencia el doctor le pide a los fisioterapeutas que hagan una evaluación de función ventilatoria (EFV), que es una prueba estándar que el doctor puede usar si quiere saber qué tan seriamente está afectado un paciente de los pulmones o de algún trastorno del tubo bronquial. Si el candidato al que se le practica la evaluación es un fumador habitual, su función ventilatoria será más baja de lo que los fisioterapeutas esperan para su edad. Es posible que la persona a quien se le practica la prueba tenga una función pobre por alguna condición de largo plazo, como el asma y que tal vez nunca haya fumado, pero los resultados pobres por lo general significan que la persona es un fumador.

Fumar, abusar de drogas o el alcoholismo en mujeres embarazadas puede ocasionar síntomas de retraimiento e inclusive la muerte del feto. Con frecuencia, en estos casos se gasta dinero en el mal hábito en lugar de gastarlo en una comida saludable y posteriormente disminuye la resistencia de la mujer.

Ocasionalmente la gente toma estimulantes, esteroides o analgésicos para mejorar sus oportunidades de ganar en un evento deportivo, lo cual no sólo es ilegal en una competencia, sino que es muy peligroso. El cuerpo no funcionará de manera óptima por mucho tiempo si se abusa de él.

Ejercitarse o no ejercitarse

La gente siempre puede encontrar excusas para no hacer ejercicio; "estoy muy ocupado" es la excusa más común y probablemente sea verdad; "hago muchas tareas domésticas, ese es mi ejercicio, no necesito más", es otra excusa. Un estudio ha encontrado que el trabajo doméstico hecho con velocidad usa más energía que un obrero, pero "trabajo doméstico" es un término general y algunas amas de casa son más exigentes que otras, así que ¿qué tipo de ama de casa hace esto y qué obrero tiene un día lento? Ni el trabajo doméstico ni el cuidar bebés o niños pequeños usan todos los músculos uniformemente, también se necesita el ejercicio formal para trabajar cada músculo del cuerpo, particularmente el grupo antigravitacional. El movimiento rítmico es deseable en cualquier programa de ejercicios, pues es psicológicamente calmante y físicamente relajante.

Un clima pobre nos detiene de hacer todo tipo de cosas, ¡qué maravillosa excusa! Está muy frío, muy húmedo, hay mucho aire, hace mucho calor, llueve mucho... para aquellos que viven en regiones de temperaturas altas, tanto secas como húmedas, por supuesto que es mejor evitar todo el calor del mediodía y los rayos directos del sol: muy temprano en la mañana y en la tarde son las horas ideales. Dos consejos son: evite la comida principal del día hasta que haya ejercitado y use ropa interior de algodón. La ropa debe permitir respirar y que el aire penetre a la superficie del cuerpo; el algodón es más absorbente que los materiales sintéticos.

Algunas personas usan una incapacidad menor, como un dolor de espalda, ya sea real o imaginario como excusa para no hacer ejercicio. Si existe el problema de la espalda, se necesita consejo y tratamiento; los expertos dicen que el 95 por ciento de los dolores de espalda se pueden curar.

Programa de tratamiento para golpes, desgarres y lesiones de las articulaciones

Inmediatamente después de una lesión:
- Usar hielo —cubos de hielo en una toalla, una bolsa de vegetales congelados, aerosoles y sumergir en agua fría.
- Inmovilizar —vendar, sujetar, descansar.
- Dar un ligero masaje (*effleurage* o rozamiento), desplazándose hacia el corazón.

Si la hinchazón no disminuye en veinticuatro horas:
- Buscar tratamiento de fisioterapia —TIF, PEME o estimulación eléctrica bajo presión.
- Extender poco a poco el rango de movimiento (se guía por el dolor).

Mientras mejora la condición:
- Dar un masaje profundo (con linimentos si se desea).
- Ultrasonido con linimento (para manejar el linimento).
- Estirar cualquier tejido estrecho.

- Movilizar las articulaciones que están alrededor de la lesión.
- Fortalecer los músculos.

Al volver a hacer ejercicio:
- Utilizar soportes si es necesario.
- Calentar antes de comenzar.
- Estar atento por si se presenta debilidad o fatiga.

Si se conocen algunos hechos básicos de cómo funciona el cuerpo, éste se puede proteger, por ejemplo, la manipulación del cuello puede ser peligrosa. La arteria vertebral corre cerca de la columna cervical y si ésta sufre algún trauma, parte de la provisión de sangre que va hacia el cerebro podría bloquearse, lo cual ocasiona mareo, luego ocasionar problemas en la voz y podría tener obviamente serias consecuencias. Puede ser más seguro tener los huesos individuales "movilizados", lo que es una técnica suave que casi siempre resulta en un sentimiento más libre en el cuello.

Esta sección sobre cómo mantener las diferentes partes del cuerpo en buen funcionamiento ha cubierto sólo las condiciones comunes que tratan los fisioterapeutas, quienes también trabajan con todo tipo de discapacidades, como trastornos del cerebro y el nervio, fracturas y dislocaciones y rehabilitación después de una cirugía de pulmones y corazón, incluyendo el tratamiento cuando el paciente está incapacitado en el hospital así como los cuidados posteriores a la cirugía ortopédica. Algunos fisioterapeutas trabajan con niños discapacitados y en unidades de hidroterapia, también hay fisioterapeutas en industria.

La responsabilidad del propio cuerpo y la ayuda con tratamientos no tan caros y no invasivos se volverá más y más importante en un mundo tecnológico de complejidad desconcertante.

Estrés y relajación

Ser humano significa tener percepción, tener el pasado, presente y futuro en nuestra mente de repente y tener algún entendimiento de nosotros mismos. En la mayoría de los casos esto es una gran ventaja. Ha permitido a la raza humana sobresalir de otros animales, pero hay desventajas; el ser consciente de nosotros mismos nos hace particularmente propensos al estrés.

Establecemos metas para nosotros mismos que pueden ser inalcanzables o pueden serlo solamente a un alto costo. Nos preocupamos por la impresión que causamos en otra gente, competimos y agonizamos por nuestras fallas, queremos influenciar a otros y si no podemos, nos inquietamos. Las mujeres contemporáneas son objeto de todo tipo de estrés: como madres organizando un hogar y una familia en un mundo complejo; como gerentes financieras para el hogar, como parte de una fuerza laboral, como cuidadoras de parientes mayores, manteniendo los estándares en el hogar, como autosuficientes que pueden arreglar un fusible, cambiar una llanta, hacer un vestido, construir un jardín, encender la podadora... no es que siempre podamos hacer lo que sea, sino que hay muchas cosas por hacer. Además del estrés por las preocupaciones financieras, la baja autoestima, las peticiones y responsabilidades, el nerviosismo y un amplio rango de miedos acerca del futuro. El temperamento es un factor importante en cuanto a cómo cada uno lidia con el estrés. Ciertos temperamentos parecen aumentar la presión mientras que otros la combaten.

Reacciones química y nerviosa al estrés

El sistema nervioso del cuerpo funciona enviando impulsos a través de su red, como una corriente eléctrica que corre a lo largo de un cable. Sin embargo, esto se complica por una habilidad para producir químicos bajo ciertas condiciones; estos químicos se llaman neurotransmisores. Los factores de estrés son reconocidos por la corteza cerebral (la parte pensante del cerebro) y luego se pasan al hipotálamo (la parte del cerebro que registra emociones y controla las respuestas de los órganos). El proceso puede ocurrir en un nivel inconsciente evitando la corteza cerebral. El hipotálamo procesa las sensaciones como el hambre y la sed, las emociones y los sentimientos sexuales. También es responsable de monitorear las hormonas femeninas que causan los cambios cíclicos que experimentan todas las mujeres en edad reproductiva. El hipotálamo, junto con las glándulas como la pituitaria y los ovarios, regulan los cambios que incluyen la pubertad, el embarazo y la menopausia. El estado de ánimo de las mujeres cambia y las emociones están, de esta manera inextricable, unidas a las funciones reproductivas.

Algunos órganos endocrinos importantes o glándulas que están muy involucradas en la transmisión química del estrés son las glándulas suprarrenales, que están situadas una sobre cada riñón. Las glándulas suprarrenales pueden estar directamente estimuladas vía emergencia especial llamada "respuesta de huída", o indirectamente por las hormonas para producir adrenalina, lo que puede activar la producción de al menos otros ocho químicos que ocasionan un incremento en el ritmo cardiaco y una aceleración del metabolismo. El sentimiento sobre la persona puede ser sólo de emoción, un caudal de miedo (como ocurre cuando por poco escapamos de un accidente automovilístico), o miedo escénico (por ejemplo la urgencia urinaria).

El estrés también puede afectar al sistema inmune. Si se tiene buena salud, tanto física como mental, se tiene una resistencia natural a muchas enfermedades, pero si se vive bajo constante amenaza de consecuencias graves, el estrés puede no hacernos sentir intelectualmente indispuestos, pero puede también producir químicos que pueden dañar el sistema inmune y hacer que el cuerpo trabaje contra sí mismo en algún aspecto.

Los síntomas del estrés van desde sentirse enfermo, incómodo hasta temblores nerviosos, desde transpirar hasta tener diarrea, desde comer mucho o muy poco hasta sentirse débil o tener latidos fuertes. El estrés puede hacernos sentir deprimidos o excitables, acompañado con sentimientos de inferioridad o ser franco, sin tacto alguno y ruidoso.

El estrés afecta la conducta. Puede hacernos fumar más, beber más o tomar tranquilizantes. Estas medidas no curan el estrés aunque pueden aliviar temporalmente los síntomas y despreocuparnos.

Lo que se debería de buscar no es sólo un paliativo, sino un modus vivendi. El cuerpo es muy inteligente al aprender lecciones de los mensajes que recibe. También existe la posibilidad de que un mal hábito lleve a otro; digamos que se tiene éxito en controlar las palpitaciones que se solía tener al pensar en hablar en público sólo para darnos cuenta que el cuerpo había adquirido otro mal hábito. Justo al momento de saludar a seres queridos nos damos cuenta que necesitamos ir al baño. Las variaciones son infinitas. Por suerte hay una forma de controlar nuestro cuerpo y de terminar con los químicos del estrés, o al menos terminar con el proceso. Se puede aprender a dominar la relajación, lo que puede llevar un tiempo, pero se garantiza el éxito. Si se persevera con la relajación, se provoca el sistema de transmisión nerviosa opuesta, lo que automáticamente termina con la reacción en cadena del estrés.

Estrés físico

Antes de explorar las técnicas de relajación, veamos algunas condiciones en las que el estrés físico, tan distinto del estrés mental, puede ocasionar caos. En teoría, es posible dividir los dos tipos de estrés, pero en la vida real tienden a coincidir.

Síndrome del uso excesivo. El uso excesivo de los músculos del antebrazo es actualmente un problema común entre las mujeres, tal vez porque muchas de ellas ocupan un teclado. El cuello y los músculos de los hombros con frecuencia son parte del problema, pues algunos músculos trabajan en exceso y otros son más flojos, lo que crea un desbalance. Las técnicas de fisioterapia se enfocan a restaurar el balance, ya sea masajeando y relajando los movimientos, o fortalecer las áreas débiles como el pectoral y enseñando una mejor coordinación y flujo en todos los movimientos en clases terapéuticas de salud. Se han introducido dinámicas de descanso, que comprenden pequeños descansos del trabajo y ejercitan los músculos que no son parte de la actividad repetitiva.

Si los músculos se usan en exceso, los tendones en el antebrazo, alrededor del codo, o cerca del hombro se pueden sentir como "arenosos" o que "rechinan", esto indica que el tendón no se está moviendo libremente dentro de su cubierta. Todos los órganos del cuerpo están contenidos por una funda o un tipo de bolsa o cápsula. También los músculos y nervios tienen cubiertas. El material de la cubierta alrededor de los tendones puede inflamarse con el exceso de uso, esta es una condición llamada tendonitis, pues hay poco espacio entre un tendón y su cubierta, por lo que cualquier inflamación o endurecimiento será extremadamente doloroso. El tratamiento con ultrasonido intensifica la tendonitis por el calor producido que puede incrementar la congestión. El fisioterapeuta debe escoger un tratamiento con energía electromagnética por pulsos o por corriente interferencial; ambos tratamientos promueven la curación por medio de un ritmo eléctrico o "golpes" en los tejidos.

Estrés de los artistas. Los artistas como los bailarines, músicos, acróbatas, actores y personalidades de los medios están sujetos a los nervios de la actuación. El estrés físico puede ocurrir desde tomar poses anormales, usando las articulaciones más allá de sus rangos normales y, en el caso de los músicos, usando una pequeña parte del cuerpo más de lo que generalmente se debería de usar y excluyendo otras partes.

La fisioterapia por lo general puede aliviar dichos dolores y afecciones y de hecho hay algunos fisioterapeutas que han realizado estudios esotéricos de algunas enfermedades específicas como los pulgares del clarinetista.

Mujeres ejecutivas. Los problemas de cabeza y cuello deben estar en primer lugar en la lista para las mujeres con una carga pesada sobre sus hombros. No hay duda de que esto era originalmente una carga real como tener un yugo. Ahora se puede tomar en su sentido metafórico.

Viajar es probablemente un factor que incrementa el estrés cuando se podría, con entrenamiento, usar como un momento de relajación.

Los músculos del cuero cabelludo, alrededor de la quijada y en el cuello se tensan de manera imperceptible, presionando los nervios hacia la cabeza y alterando el abastecimiento de sangre. El resultado es una cefalea tensional.

Puede ser que quien tenga la cefalea sea el único que lo sabe, mientras se intentan realizar sus funciones normalmente, pero tal vez sólo se está delatando; las expresiones faciales serán menos móviles de lo normal para quienes nos conocen mejor y podemos hacer movimientos ajenos, como tics nerviosos, jugar con algo, susurrar o inclinar la cabeza.

La indigestión es otro signo de estrés, posiblemente ocasionado por saltarnos comidas, comer muy rápido porque tenemos poco tiempo o comer cuando estamos disgustados. La indigestión es una advertencia para bajarle al ritmo y comer sensiblemente antes de tener úlceras estomacales.

Ayudantes en tiendas, estilistas, maestros. Si nos encontramos en este grupo, los pies pueden sufrir. El estar parados mucho tiempo, particularmente si hay poco movimiento, permite que la sangre se junte en el cuerpo. El corazón bombea la sangre a través de las arterias a todo el cuerpo; los latidos se pierden por el tiempo en que la sangre alcanza las venas, que tienen bolsitas diminutas en ellas para ayudar a prevenir que la sangre se regrese, pero tienen que ser asistidas por los músculos para elevar la sangre hacia el corazón, especialmente cuando la persona está parada. El músculo de la pantorrilla es el bombeo más importante para regresar la sangre al corazón. Quien tenga que estar parado por largos periodos, debe ejercitar las pantorrillas, parándose de puntas o sobre una pierna y ejercitando el otro tobillo; aún con este "poco y frecuente" mecanismo, hay una tendencia a sufrir de venas varicosas –tortuosas protuberancias en que la acumulación de sangre a través de los años ha deformado las venas.

El pie plano, la debilidad en tobillos y rodillas y el dolor de espalda son otros peligros ocupacionales. Los maestros que constantemente se inclinan en los escritorios pueden tener dolor entre los omóplatos, cuello o espalda; además de la molestia física, también está la tensión. El dolor ocasiona tensión muscular, lo que ocasiona más dolor; es un carrusel de estrés.

Los ejercicios aeróbicos tienen la intención de asegurar que el sistema de los vasos sanguíneos del corazón se estimule, así como reforzar los músculos y movilizar las articulaciones. Si se tiene un trabajo sedentario o estacionario, se necesita algún tipo de ejercicio al menos una vez a la semana; una caminata rápida es un ejercicio aeróbico, así como nadar y la mayoría de los juegos de pelota (aunque el criquet y las bochas inglesas no entrarían aquí). Hay que asegurarse de disfrutar de algún antídoto contra los requerimientos del trabajo.

Relajación

Para ayudar a canalizar la mente lejos del estrés y el dolor, los fisioterapeutas enseñan una tríada de métodos: **relajación, patrones de respiración** y **movimiento rítmico**, que se pueden practicar solos o en conjunto, dependiendo de la situación y de la preferencia personal.

Entender el proceso de relajación es vital para aprender a ignorar sensaciones molestas del cuerpo, la técnica es muy vieja y ha sido practicada durante miles de años por yogis hindúes. Los exponentes a la terapia de relajación hablan acerca de un estado alterado de conciencia. Este estado puede medirse por un electroencefalograma que muestra las ondas alfa del cerebro indicando el metabolismo reducido del cuerpo. La relajación no es dormir, sino una inactividad conscientemente controlada, una ausencia de reacción al estímulo.

La meditación es un medio común de alcanzar esta inactividad, se puede realizar por medio de la fijación mental de las palabras repetidas, enfocando los ojos en un punto o concentrándose en el flujo de la propia respiración. Cualquiera de estas formas tienden a inducir a la relajación muscular. El poeta inglés Tenyson, por ejemplo, pudo caer en un estado de meditación repitiendo en silencio su propio nombre. La meditación ha sido utilizada por místicos para provocar conciencia alterada en donde haya pérdida de personalidad, un sentimiento de estar fuera de tiempo pero profundamente pacífico. Los orientales tienen más experiencia en meditar que los occidentales y se les atribuyen hazañas más grandes de resistencia a las técnicas de meditación. A la relajación reflexiva o meditativa se le puede llamar autohipnosis, excepto que existe una conciencia continua; es un estado voluntario, que además es cómodo y placentero. Durante la meditación, la multiplicidad de sensaciones que llegan al cerebro, se reducen al enfocarse en un punto de conciencia, entonces la mente parece ser capaz de descartar el dispositivo original que aleja las trivialidades y mantiene el estado de relajación hasta que la persona regrese a la conciencia reactiva por medio de un acto de voluntad. Sin embargo, parece que no todos son capaces de alcanzar la misma profundidad de relajación. La relajación puede ser dividida en dos corrientes, la **relajación serena** y la **relajación rítmica**.

Relajación serena

Por años, la relajación tranquila se ha hecho en la posición de flor de loto o en alguna postura, sentados con la espalda recta. La posición recta se usa porque el estar recostados induce al sueño y ese no es el objetivo. Sin embargo, la comodidad física es importante y una posición completamente apoyada por lo general es lo que se busca, aunque no siempre es así.

La relajación yacente es familiar para la mayoría de la gente; se está sin movimiento, tumbados, completamente apoyados y respirando fácilmente en un estado de profunda comodidad (una imagen contrastante de tensión es de la gente esperando en el consultorio del dentista, derechos, las manos juntas u hojeando revistas, o siendo presas del estrés anticipado). Una imagen típica de una persona relajada es una que está abierta, aceptando, mientras que la de una persona tensa está cerrada, sin aceptar. Los sentimientos internos son diametralmente opuestos en los dos estados y de hecho opera un sistema nervioso subconsciente diferente. En el estado relajado, el sistema dominante es el parasimpático, sistema subconsciente de nervios que llevan los trabajos internos suaves al cuerpo. El sistema parasimpático mantiene una frecuencia cardiaca nivelada, la respiración apropiada para el estado de actividad y una actividad hormonal, glandular e intestinal normal; nos mantiene cómodos. Por otro lado, en un estado de tensión, el sistema nervioso simpático es dominante. Este sistema sobresale en casos de miedo repentino o tensión nerviosa continua y se le conoce como el reflejo de lucha; es la forma de la naturaleza de alertar al cuerpo para reaccionar a una crisis. Las frecuencias cardiaca y respiratoria se incrementan, se bombea la adrenalina hacia la corriente sanguínea y el cuerpo se tensa y está listo para la acción.

El sistema de número opuesto. Laura Mitchell, fisioterapeuta inglesa, elaboró un sistema de relajación donde los músculos que por lo general no son parte de un patrón de tensión se usan para sacar al cuerpo de sus hábitos de tensión. La relajación Mitchell está basada en el hecho de que los músculos se oponen unos contra otros. Si se mueve una articulación, un músculo realiza la acción mientras su número opuesto libera y permite el movimiento. Algunos músculos, como los que levantan los hombros, con frecuencia están involucrados en un estado de tensión, por consecuencia, responder a la orden de "baja los hombros" hará que los músculos antitensión trabajen y los músculos tensos no tengan otra opción más que relajarse. Con la siguiente orden: "deja de bajar tus hombros", se habrá relajado todo alrededor de la articulación del hombro. La técnica se puede usar para cada parte del cuerpo, calmando gradualmente su patrón de tensión. La relajación Mitchell se usa en clases prenatales para entrenar a las mujeres a relajarse a la hora del parto, pero puede ser útil para todos.

Imágenes mentales para la relajación. Unas personas reaccionan mejor a imágenes mentales o a palabras como: "pesadez", "languidez", "como muñeca de trapo". Relajar los músculos de la cara es una buena forma de impulsar la relajación general. Imagina una cara sencilla como la que dibuja un niño –tres círculos, dos ojos y una boca– luego piensa en los círculos extendiéndose uno hacia otro como las ondas del agua. Los ojos y la boca están rodeados por músculos circulares que, si se relajan, dan como resultado la falta de expresión, una apariencia inexpresiva al rostro. Una cara en reposo extenderá rápidamente la relajación hacia el cuello, el cuero cabelludo, los hombros, brazos y luego hacia el tronco y hacia las piernas.

La relajación puede conducirnos al sueño; la buena relajación puede curar el insomnio, pero el objeto de entrenamiento de la relajación es para experimentar una forma de conciencia en la que se elimina el estrés.

Relajación de tacto. Puede ser de gran ayuda si se tiene dificultad para relajarse; la debe hacer algún ser querido en quien se confíe, quien recorre con sus manos los brazos, desde los hombros hasta la punta de los dedos mientras usted imagina la tensión saliendo del cuerpo con el movimiento de las manos. En ocasiones sentirá una sensación de hormigueo. Posteriormente la pareja recorre con sus manos desde las caderas hasta los pies de la misma forma; se debe usar toda la mano en una acción suave pero firme, moldeando la palma y los dedos hacia el miembro relajado, o se puede recostar boca abajo o de costado. La pareja recorre la columna con ambas manos, comenzando en la séptima vértebra cervical (la abultada en la nuca) y deslizando las manos por toda la columna y hasta donde empieza el cóccix. Este movimiento puede ser muy cómodo, hasta puede ayudarnos a dormir.

Patrones de respiración. En una técnica de relajación, se pueden introducir palabras que se digan en silencio al tiempo que se respira con un patrón de repetición. Con este ejercicio la mente está ocupada y no tiene oportunidad de iniciar pensamientos inapropiados o irrelevantes. Las palabras deben ser tranquilizadoras y adaptadas al pensamiento positivo. Las palabras que evocan las reacciones correctas se pueden dejar para el individuo, ya sea el trascendental "om", o palabras de un poema, canción u oración mientras el proceso no se vuelva mucha palabrería.

Técnicas de relajación
(anorexia, cefalea tensional)

1. ***La abuela:*** *Sentarse en un sillón lo suficientemente alto para apoyar la cabeza o usar una mecedora y mecerse ocasionalmente, eso ayuda a la relajación. Estar consciente del cuerpo, desde la cabeza hasta los dedos de los pies. Poner especial atención a un sentimiento de flacidez en los hombros. Intente aflojar los brazos e imagine que éstos y sus piernas son demasiado pesados para levantarlos. Afloje la cara y deje que los únicos movimientos (además de mecerse) sean los parpadeos y la respiración suave. Repítase una frase como "me siento bien" cada vez que inhale. Permanezca así de 15 a 20 minutos.*

2. ***De pie:*** *Pararse con los brazos un poco separados de los costados. Sacudir las manos como si estuvieran mojadas y se estuvieran sacudiendo las gotas de agua. Sentir los hombros y el cuello flojos pero no dejar caer la cabeza.*

3. ***Espaciado:*** *Recostarse sobre el piso o el césped viendo hacia arriba. Sentir el cuerpo al igual que en la silla y notar la diferencia en esta posición; la gravedad actúa de forma diferente sobre el cuerpo extendido. Intentar que el cuerpo abarque la mayor parte de terreno posible. Extiende tus brazos y piernas, estíralos un poco y deja ir tu cuerpo a la deriva. Imagina tu cuerpo flotando, sin peso alguno.*

Por lo general la respiración sale de su propio ritmo, así que intenta usar el diafragma tomando aire lentamente, haciendo crecer el abdomen suavemente. Al exhalar, suspira de forma suave dejando que la retracción elástica del pecho expulse el aire hacia fuera. Nunca intenten forzar al sacar el aire. Tomen todo el tiempo que puedan en cada respiración, sin ocasionar ningún grado de lesión; lentamente la misma respiración los llevará a un estado de profundo confort y los invadirá un sentimiento de bienestar.

Si se tiene algún dolor, usar las respiraciones cortas abriendo la boca y respirando de forma entrecortada y luego exhalando. De esta forma se consuela ligeramente el dolor aminorándolo, mientras se movilizan las defensas del cuerpo; el dolor se vuelve soportable si se deja penetrar permitiendo que el sistema subconsciente antidolor lo domine. No intentar reaccionar al dolor con estrés y tensión, pues esto sólo lo va a empeorar.

Concentrarse en la respiración puede hacer intolerable una situación tolerable. Esto es de mucha ayuda no sólo para el parto, sino para cualquier tipo de dolor, incluyendo el dolor mental. Exhalar e inhalar lenta y profundamente antes de hablar puede controlar la ira.

Movimiento rítmico

Mientras la primera corriente de la relajación es la relajación tranquila, la segunda es el movimiento rítmico, es una forma instintiva de inducir un estado de calma mental. A los bebés les encanta que los mezan, todos amamos la música y el baile aunque no siempre del mismo tipo. Siempre se ha sabido que el ritmo aplaca los nervios y "calma a la bestia" – aunque el proceso químico dentro del cuerpo apenas empieza a entenderse. Una imagen mental que se puede usar para la relajación rítmica es una pasada de moda, la de una mujer sentada en una mecedora cerca del fuego, tejiendo; en realidad está muy activa y aún así está relajada. Otra imagen de la relajación rítmica viene de los estados del sur de Estados Unidos en donde el verano es opresivamente caliente: la veranda, que crea una corriente de aire fresco y su suave movimiento rítmico es relajante.

Tomar la responsabilidad de la relajación

Muchos fisioterapeutas enseñan relajación usando sólo sus voces y sus manos, su ser racional que es mejor que no se haga uno dependiente de su terapeuta, sino que les enseñe a controlar su propio cuerpo. En realidad es cuestión de dejar ir lo que consideramos un control necesario. Nos causa temor ceder absolutamente y rendirnos a lo que venga, por lo que podemos quedarnos en la seguridad de nuestro hogar, pero el sentarnos en el sillón del dentista o estar bajo anestesia es otro asunto.

Mecanismos de dolor

El dolor no sólo es una sensación física, sino también la percepción consciente de esa sensación, eso es, como lo vemos y lo que significa. El dolor está sujeto a la interpretación psicológica, dependiendo del antecedente étnico de la persona, el ambiente, la educación y personalidad. Hay cinco formas en las que se puede sentir el dolor:

1. Daño al tejido: Cortadas, quemaduras o heridas de la piel y/o de los tejidos subyacentes.
2. Dolor de las articulaciones y huesos.
3. Presión directa del nervio o compresión de las terminales nerviosas.
4. Presión interna y estiramiento.
5. Falta de oxígeno.

Es interesante que el daño de la superficie, como una cortada, se sienta como dolor, mientras no haya nervios que se relacionen con la cortada y quemaduras de órganos internos. Es más importante que los órganos internos relacionen presión y estiramiento, como, en algunas situaciones, el dolor severo es un signo de ruptura inminente.

Los huesos son particularmente sensibles al dolor, especialmente dentro y debajo de la membrana que los cubre, el periostio. Si se ha tenido una fractura, saben el sentimiento frágil ocasionado por un movimiento desafortunado.

Los nervios registran todo tipo de dolor, también reaccionan a cualquier tipo de interferencia en cualquier sector de su camino. Las pequeñas terminales nerviosas responden a la presión de la hinchazón en los tejidos y un ataque directo al tronco de los nervios ocasiona dolor, como un shock eléctrico.

Si se daña un órgano interno, el dolor puede ser "referido" a otro lugar, por ejemplo, el dolor de angina de pecho se siente en el brazo izquierdo.

También el dolor puede deberse a la falta de oxígeno, lo que es muy evidente en el terrible dolor de calambres repentinos ocasionados por la acumulación de ácido láctico, tal como ocurre en una forma ligera cuando nuestros músculos están rígidos después de hacer ejercicio. Un baño caliente para aliviar la tensión tal vez funcione asegurando un buen abastecimiento de sangre.

Tolerancia al dolor

Se pensaba que el parto y alumbramiento dolorosos eran una enseñanza del destino de las mujeres, tanto así, que cuando se inventó la anestesia, mucha gente la consideró equivocada por algunos aspectos del nacimiento. A mediados del siglo veinte, se desafió esta creencia y algunas personas consideraron el dolor de parto como resultado de años de adoctrinamiento bíblico o miedo al dolor como una memoria de parto traumático en el pasado. Algunas personas fueron muy lejos al decir que, si se eliminara el miedo al nacimiento, debería dar como resultado un parto sin dolor. Este caso no se ha probado aunque es evidente que se puede hacer mucho para reconciliar a las mujeres con la idea de un dolor de parto constructivo. Se ha medido el dolor de parto y se ha encontrado que es tan intenso como un dolor de muelas, una neuralgia o un dolor de cáncer, pero por fortuna, cada "dolor" es de corta duración. Se han realizado experimentos para descubrir lo diferente que las razas y culturas toleran el dolor de parto. Algunas culturas prohíben llorar, pero sí permiten algún gemido; otras apoyan tanto ruido como la mujer quiera.

En muchas comunidades primitivas no sólo el dolor de parto, sino todos los tipos de dolor demandan fortaleza estoica. Los hombres jóvenes y en algunos casos las chicas, pasan por lo que consideraríamos ceremonias de iniciación crueles y que los desfiguran. Estos ritos obligatorios sirven, tal vez gratuitamente, para enseñar al cerebro a ignorar algunos tipos de dolor.

En las sociedades occidentales, la reacción psicológica parece estar unida a la expectativa del dolor. Tenemos aprehensiones acerca del dolor y cuán severo parece ser. También tenemos miedos acerca de nuestra conducta durante el dolor y si soportaremos la presión.

Senderos y sustancias químicas del dolor

Las sensaciones del dolor comienzan como un químico llamado sustancia P en el tejido de origen, luego cambian a impulsos eléctricos mientras suben rápidamente hacia el cerebro. Los impulsos llevan mensajes de dolor y otras sensaciones como calor, frío, roces o irritación. Los nervios que llevan estos impulsos no se conectan directamente con el cerebro, transfieren sus mensajes a otros nervios o manojos de fibras nerviosas y luego el proceso se compone a sí mismo en el cerebro. Un nervio termina en un racimo de tentáculos que encuentran a los tentáculos del siguiente eslabón nervioso a través de un hueco llamado sinapsis. El mensaje nervioso eléctrico se vuelve químico en donde salta este hueco, luego cambia a un impulso eléctrico, luego a un químico en la médula espinal y de regreso a un impulso eléctrico y así sucesivamente. Piensen en ello como si fuera un mensaje telefónico yendo hacia un intercambio central.

Cuando el dolor está en su forma química, puede estar influenciado por otro químico llamado endorfina, que es producido por el cuerpo como un antídoto para el dolor. Por ejemplo, la endorfina puede "insensibilizar" al dolor en situaciones de gran peligro, como cuando un soldado está huyendo del enemigo y no se da cuenta qué tan seriamente está herido. Los niveles de endorfina surgen durante hazañas de resistencia, como pruebas de trote, correr en un maratón o jugar cualquier deporte difícil, sin mencionar el parto.

Intensificadores del dolor

Hay dos factores que empeoran el dolor: el cansancio y la expectativa del resultado. Al saber que sólo se tiene que experimentar el dolor por un corto tiempo, se puede lidiar con él más que si no se le viera el fin. El dolor por un tratamiento médico debe ser más fácil de resistir, pues no dura tanto tiempo. Sin embargo, con frecuencia está acompañado por miedo, expectativa o dolor severo repentino y en ocasiones también por un poco de desconfianza: "¿qué me van a hacer?"

Algunos dolores indican que la enfermedad está dañando el cuerpo, como en el caso del SIDA. La conciencia del deterioro puede hacer que el dolor parezca peor y más difícil de soportar. En contraste, el dolor de parto casi siempre tiene un resultado deseable y por lo general se ve en un contexto de optimismo.

El dolor es el dispositivo que usa el cuerpo para alertar a la mente consciente en una situación que es potencialmente peligrosa. Aunque hoy en día es muy curable, la lepra solía ser conocida porque ocasionaba desfiguración, los que en realidad no es ocasionado por la enfermedad en sí: la lepra ataca los nervios sensoriales, insensibilizando el área afectada y haciéndola incapaz de sentir dolor, lo que deja las manos y pies particularmente propensos a quemadas, cortadas, abrasiones y heridas. El dolor es una advertencia y puede ser muy insistente, así que ¿cuál es la mejor forma de afrontar el dolor?

Analgesia

Un analgésico es una sustancia medicinal que alivia el dolor. Éstos se dividen en cuatro categorías: analgésicos orales, analgésicos inyectados en el músculo o la corriente sanguínea; inyecciones para los nervios y el dolor localizado e inhalación de gases.

Analgésicos orales e inyecciones. La aspirina es un analgésico oral muy común al igual que las preparaciones que contienen paracetamol. En general es mejor usar estos fármacos para un dolor de corto tiempo, aunque la aspirina en ocasiones se receta para cierto tipo de reumatismo.

Los narcóticos son analgésicos más fuertes que se derivan de la adormidera; de alguna forma u otra han estado ahí por mucho tiempo. Los romanos usaban un narcótico llamado láudano. Varias drogas que contienen codeína se venden sin receta.

Los doctores recetan narcóticos más fuertes, como la morfina y la petidina en ciertas circunstancias y por lo general son por inyección. Todos los fármacos narcóticos son adictivos y si se usan para un dolor de larga duración siempre deben de ser supervisados bajo instrucciones médicas. Debido a que las sustancias derivadas de la morfina se han asociado con las vías nerviosas en el cuerpo humano, se ha descubierto que el narcótico introducido usa el mismo mecanismo para suprimir el dolor, por lo que la diferencia es mayor; actúa para reforzar el propio control del cuerpo al dolor, de ahí que la petidina se usa en el parto para reforzar la relajación y las técnicas de respiración (ver páginas posteriores).

Los relajantes musculares también se pueden usar para controlar el dolor (ya que el dolor con frecuencia se debe a la tensión). La quinina es un relajante muscular. El dolor también se puede suprimir usando fármacos antiinflamatorios sin esteroides, (ver página 192) córtico esteroides (hidrocortisona, por lo general inyectada, por ejemplo para la bursitis de los hombros) y antiestaminas.

Analgésicos locales. Los analgésicos locales se pueden dar para el dolor por tensión que está confinado a una región o para prevenir el dolor en un área que tiene que experimentar un tratamiento que puede ocasionar dolor. En ocasiones los nervios se pueden infiltrar con los anestésicos locales –un bloqueo del nervio. Un ejemplo es un bloqueo pudendo, lo que paraliza los nervios pudendos cuando se tienen que utilizar fórceps en el parto. El bloqueo del nervio se utiliza también para otros tipos de dolor interno severo, pero desafortunadamente esto rara vez funciona como cura a largo plazo. El dolor es muy inteligente al encontrar nuevos canales para moverse rápidamente y preocupar al cerebro.

Analgesia epidural y espinal. Una inyección epidural bloquea los mensajes que envía el dolor para que alcancen al cerebro, lo que puede ser un gran alivio en el parto, si el dolor se ha vuelto intolerable. También se usa para bloquear el dolor de espalda cuando hay una severa presión que viene de una lesión en el disco de la columna. Los analgésicos epidurales se han vuelto muy populares como método de analgesia para la cirugía y tienen una gran constancia de seguridad. La cirugía bajo el área epidural se puede llevar a cabo si el paciente está de acuerdo. Con frecuencia la cesárea se hace con anestesia epidural para que la madre pueda ver el nacimiento de su hijo. También se puede administrar un anestésico general ligero en algún tipo de cirugía para ahorrar la lesión psicológica. El cerebro queda en gran parte sin afectación y parece que esto ocasiona menos conmoción en el sistema que una anestesia general total. Una inyección epidural introduce el analgésico local en el espacio epidural alrededor de la médula espinal, en donde surgen los nervios. La médula espinal está protegida por una capa de material rígido llamado dura, de ahí el nombre epidural (epi, fuera, dura, rígido). La aguja permanece fuera de esta capa rígida. En ocasiones se aplica una inyección en la espina con una aguja muy fina que penetra en la dura y actúa más rápidamente que una epidural.

Este tipo de anestésicos por lo general no presentan efectos secundarios, pero ocasionalmente se escapa el líquido de la médula espinal, lo que ocasiona dolor de cabeza y posiblemente una baja en la presión sanguínea (aunque esto puede ser una ventaja en el parto cuando la presión sanguínea puede ser muy alta).

Inhalación de gas para el dolor. El oxido nitroso y el oxígeno, regularmente conocidos como "gas", proporciona un método fácil y rápido de control contra el dolor. Los dentistas usan una mezcla ligera de oxido nitroso y oxígeno para calmar el nerviosismo de algunos pacientes. Esa misma mezcla se usa también para las mujeres en el parto. La mezcla se puede variar para adaptarse al individuo, pero el porcentaje de oxígeno siempre es por arriba del 50 por ciento, lo que asegura una buena oxigenación del feto y previene que la madre caiga en coma. Muchas mujeres se sienten cómodas con el 30 por ciento de oxido nitroso y 70 por ciento de oxígeno. El gas se inhala a través de una máscara con una válvula que se activa automáticamente con la respiración.

Existen diferentes formas en que se puede aprender a controlar y en ocasiones desaparecer el dolor sin el uso de fármacos. Los fisioterapeutas pueden ayudar enseñando relajación o usando acupuntura, biorretroalimentación o TENS.

Relajación

El dolor, al igual que el estrés, casi siempre ocasiona tensión muscular, lo que empeora el dolor. Un entrenamiento de relajación puede ayudar a ignorar el dolor. Una vez que el cerebro ha aprendido que no vamos a permitir que el cuerpo transmita los mensajes de dolor, puede dejar de escucharlos. El dolor crónico puede simplemente repetir los impulsos nerviosos causando un hábito. Una conducta constructiva es capaz de distraer los mensajes de dolor.

Acupuntura

La acupuntura es un método chino tradicional de influir en la curación y controlar el dolor usando puntos de baja resistencia en la piel. Se pueden usar la estimulación mecánica (acupresión), los impulsos eléctricos o la inserción de agujas. Cada proceso crea una vibración en los tejidos. Se puede pensar que la acupuntura se dirige a los lugares en donde el cuerpo permite que los sistemas sean accesibles. Con frecuencia hay millones de nervios o eslabones de vasos sanguíneos cerca de estos puntos. La acupuntura también puede utilizarse en un diagnóstico.

Se ha descubierto recientemente que la acupuntura estimula a las endorfinas en el líquido que baña al cerebro y la médula espinal. En ocasiones los resultados son inmediatos, pero pueden tomar horas o días. Después de casi seis sesiones se debe saber si el paciente responde a este tipo de tratamiento. Se puede sentir un leve efecto secundario de la acupuntura y es una buena idea no hacer una comida pesada antes del tratamiento. Se dice que las mujeres responden más fácilmente que los hombres; tal vez son menos escépticas y cualquier tratamiento probablemente funcione más si la actitud del paciente es positiva.

Biorretroalimentación

Por lo general, el dolor da como resultado de la tensión muscular y cambios en la temperatura de la piel. Hay una máquina que puede medir la tensión muscular, la temperatura de la piel o la resistencia y transmitirla al paciente por un sonido dirigido. Si se tiene un dolor de cabeza por tensión, generalmente se tendrá un músculo rígido temporal, el frontal. Esta tensión se puede medir llamando tu atención y se puede aprender a reducir la tensión y monitorear su propio resultado.

TENS

La estimulación eléctrica nerviosa transcutánea es cada vez más aceptada como forma de controlar el dolor. Estos estimuladores, llamados con frecuencia máquinas de bloqueo, funcionan con un transformador y pueden ser del tamaño de un audífono. Si el dolor lo justifica, se pueden implantar en el cuerpo por medio de cirugía, sin embargo, con frecuencia el dolor puede estar influenciado por pequeñas ondas de la máquina TENS a cualquier parte del cuerpo usando un gel y atacando el dolor desde afuera. Se coloca un circuito tanto alrededor del área local del dolor o en un sitio en donde se espera que los nervios transmitan el dolor hacia el cerebro. De esta forma se puede interrumpir el camino que toma el dolor.

El fisioterapeuta diseñará la correcta distribución, forma de ondas, frecuencia del pulso e intensidad que mejor se adapte a cada condición. Este dispositivo eléctrico funciona para producir endorfinas de forma similar a la acupuntura. El TENS también se puede usar para el dolor de parto, pues puede estimular el sistema inhibitorio del dolor y ayudar a dominar las señales del dolor al cerebro, pero universalmente no se ha comprobado que sea de ayuda en contracciones muy fuertes en las que el control automático del dolor pudiera ser una ventaja, parece abrumar al sistema nervioso con estímulos rápidos que pueden abrir paso al ritmo del control eléctrico.

Una explicación simple del dolor es la teoría del control de entrada del dolor, aunque el mecanismo real es muy complicado. Cuando la "puerta" de la médula espinal se abre, los mensajes de dolor pueden fluir hacia el cerebro y cuando esta "puerta" se cierra, se interceptan los mensajes y puede ser que no alcancen el cerebro; TENS actúa de forma particular como interceptor de estos mensajes, pues ayuda a cerrar la puerta.

Algunos dolores de tensión son el resultado de la rigidez de pequeñas áreas de músculo o del tejido conectivo del tamaño de un centavo; a estas áreas se les llama puntos detonantes que el terapeuta puede encontrar fácilmente. En ocasiones se pueden sentir como un bulto, en ocasiones como áreas rasposas. Tratar estas áreas problema con frecuencia cura espontáneamente el dolor.

El dolor es una experiencia tan personal, que otras personas, incluyendo familiares cercanos parecen ser poco comprensivos, pues el dolor puede no ser evidente y se puede acusar a la persona de "disfrutar la falta de salud". Con tantas vías para explorar, en realidad no hay excusa para no hacer nada contra el dolor. Las clínicas del dolor y el tratamiento psicológico como una hipnoterapia pueden ayudar al igual que la relajación para reducir el espasmo muscular. El dolor crónico deja rastros sobre el rostro y cuerpo y además nos agobia, por lo que se deben seguir todos los pasos posibles para vencerlo.

Reflejos

Un reflejo es una respuesta involuntaria al estímulo y algunos como el acto-reflejo son innatos, mientras que otros se aprenden, como el retener la orina en la vejiga hasta que sea conveniente. Muchos reflejos operan sobre un mecanismo de retroalimentación. Si ocurre una cosa sigue otra y regresa a lo primero modificando su efecto. Esto ocurre con el dolor. Se envía una señal de dolor hacia el cerebro, que responde evaluando la naturaleza del dolor –tanto si son señales de una lesión leve, destrucción de tejido o lo que sea–, y decidiendo cuál será la reacción. En ocasiones, dos reflejos antagonistas salen al mismo tiempo. El cerebro atiende al reflejo más importante suprimiendo al de menor importancia.

Un reflejo condicionado es el resultado de la práctica. Los reflejos aprendidos se desarrollan en la infancia y los refinamos a través de nuestra vida conforme se incrementan las habilidades. Muchas actividades comienzan como una función cerebral laboriosamente lenta de prueba y error, experimento y corrección, por ejemplo, aprender a manejar un carro o hasta un carro extraño, se tiene que pensar en lo que se está haciendo; se siente inseguridad y es probable que se cometan errores. Una vez que uno se acostumbra a las acciones complejas que se tienen que realizar, todo se vuelve demasiado fácil; lo que ha ocurrido es que los movimientos se han incorporado al arco reflejo y dependen mucho menos del control cerebral.

Cuando se está moviendo el cuerpo ocurren muchos reflejos, continuamente corrigiendo los movimientos potencialmente defectuosos; obviamente dichos reflejos son demasiado importantes en los deportes en donde se necesitan los reflejos de rápida respuesta para reacciones rápidas.

Los bebés tienen reflejos instintivos que hablan acerca de la relación del cuerpo hacia la cabeza, de estar en forma erecta (aunque puede ser invertida en el útero). Los reflejos instintivos son innatos en la mayoría de los animales, pero muchos reflejos del movimiento se pueden entrenar; imaginen los reflejos involucrados cuando un pianista, después de años de intensa práctica, aparentemente sin esfuerzo se enfrenta a un complejo concierto sin una partitura.

Funcionamientos internos

Algunas personas consideran una buena idea desarrollar el reflejo de evacuación yendo al baño a la misma hora cada día, por lo general a la hora del desayuno. Algunos padres insisten en que sus hijos tengan una acción intestinal en una hora regular, pero bajo presión de los padres puede ser contraproducente. Nada es peor que provocar presión para asegurar un resultado. Sin embargo, hay algo valioso al entrenarse. El cuerpo puede aprender a efectuar el resultado deseado en un tiempo conveniente y lo mejor es olvidarlo por el día.

Durante siglos la gente creyó que el dejar de realizar un día la evacuación envenenaría el sistema. Esa creencia se puso a prueba en este siglo llevando a una actitud muy diferente. El personal sanitario ya no se escandaliza si los pacientes no tienen evacuaciones por una semana después de la operación. De hecho, son los pacientes los que por lo general se escandalizan, pero el verdadero estreñimiento no es un estado deseable y la presión de las heces puede conducir a un prolapso, particularmente en las mujeres que acaban de tener un bebé y cuyos tejidos se han estirado y están vulnerables (ver páginas 170-173). Los laxantes pueden proteger contra esto.

El estreñimiento puede provocar también una diverticulitis cuando una serie de sacos hinchados sobresalen de la pared intestinal y atrapan las heces. Estos sacos se inflaman con facilidad. Los síntomas son fuertes dolores y mucosidad, seguidos por el incremento en el estreñimiento. La condición puede mejorar bastante con dieta y entrenando el reflejo.

Cuando se nos atora una espina de pescado en la garganta, por lo general terminamos tragándola porque nada que vaya lo suficientemente lejos de la cavidad de la garganta, iniciará el reflejo de tragar. Esto no importa tanto como se puede pensar; una vez que la espina ha pasado la tráquea, que está protegida por el reflejo de toser, el bolo alimenticio la devora conforme baja por los intestinos y los músculos de los mismos tienden a alinearla con el tubo. Los intestinos funcionan por medio del peristaltismo, por el que las paredes musculares detrás del bolo alimenticio simultáneamente se contraen mientras las paredes que están más allá de ese bolo alimenticio se relajan. Si los reflejos se equivocan, el aumento de aire y las heces pueden ocasionar dolor; esta es posiblemente una razón detrás del dolor abdominal o pélvico, lo que se conoce como dispepsia.

Engaño de los reflejos

Con frecuencia, los reflejos son la causa de sufrimiento extremo. Si se piensa que vamos a vomitar, es que tenemos el reflejo en reposo, listo para vaciar el estómago; pensar en algo completamente diferente puede sacarnos de esa situación y dar al reflejo tiempo de calmarse. El reflejo nauseoso se puede obtener fácilmente al tocar el paladar por atrás de la garganta. Los dentistas siempre tratan de evitar el provocar el reflejo nauseoso, pero algunas personas pueden ser muy susceptibles a cualquier manipulación en la región.

Los reflejos sexuales se pueden encender muy fácilmente si se conoce el mecanismo; a las novias en el pudoroso siglo diecinueve, sus madres solían decirles que se recostaran y pensaran en Inglaterra, lo que se suponía que terminaría con cualquier sentimiento de repugnancia o los horrores de la excitación sexual. Muchos reflejos funcionan durante la relación sexual pero ninguno de ellos se puede apagar inadvertidamente por una actitud hostil.

Los reflejos son muy imprecisos; podemos querer apagar o encender uno pero no tenemos ni la más remota idea de cómo. Por otro lado, un reflejo se puede operar sin nuestro consentimiento y además con frecuencia nos da información falsa. El reflejo de evacuación de la vejiga puede indicarnos que ésta está llena cuando en realidad lo está sólo la mitad. El reflejo del estómago puede decirnos que está vacío cuando no está lleno hasta la capacidad en la que está acostumbrado. Comer grandes cantidades de comida engañará al estómago haciéndolo creer que está lleno; hasta beber agua puede hacer esto. El comer de forma compulsiva con frecuencia es provocado por un estómago muy grande. La dieta compulsiva se controla con los reflejos por un estómago que no es dócil. Ambas condiciones se pueden denegar por medio de la razón y la lógica.

Es posible prevenir un estornudo presionando una parte del nervio facial justo debajo del labio superior, pero el control mental a tiempo puede también inhibirlo. La presión sobre el perineo (puente entre la vagina y el ano) calmará la urgencia de vaciar la vejiga; por eso es por lo que las niñas pequeñas se aprietan cuando repentinamente quieren ir al baño; la urgencia se puede controlar temporalmente.

En ocasiones hay sobreactividad de los reflejos después de un golpe; generalmente cuando se contrae un músculo, un mensaje del reflejo inhibitorio va hacia su oponente. Los niños espásticos y las víctimas de golpes pueden haber perdido algo de este mecanismo inhibitorio. Los fisioterapeutas tratan estas condiciones engañando los reflejos para someterlos y facilitando los movimientos suaves. La repetición que hace el paciente ayuda al cerebro a establecer el control sobre los reflejos desleales.

Una forma más ligera de que los reflejos estén fuera de balance es la falta de coordinación. Los reflejos musculares están bajo el constante escrutinio del cerebro principal (corteza cerebral) y también del cerebelo, que conoce la posición del cuerpo en el espacio. El cerebelo dice a los reflejos cómo mantener el balance y la postura. Si hay algo mal con el cerebelo, puede haber como resultado movimientos bruscos llamados "ataxia". Se pueden usar los ojos para ayudar a los movimientos, aun si se tiene poco sentido del movimiento.

Reflejos vasomotores

Los reflejos vasomotores se ocupan de la constricción o dilatación de las arterias. Por ejemplo, un reflejo de dilatación de las arterias de la cara y el cuello puede ser ocasionado por la vergüenza –nos ruborizamos. El estrés puede ocasionar la constricción de las pequeñas ramas de arterias y elevar la presión sanguínea; esto se llama reflejo presor. Los sofocos en la menopausia se inician por los reflejos vasomotores que se han vuelto inestables debido al retiro de estrógeno del sistema. La migraña es otra condición en la que la constricción de las arterias y la dilatación de los reflejos han reaccionado exageradamente.

Los dedos fríos y blanquecinos en el invierno y en ocasiones en otras estaciones, son un molesto caso de la constricción de las arterias trabajando de más; esto se llama fenómeno de Raynaud. Los doctores usan varios fármacos para corregir estos más que celosos reflejos. Toda la mano puede ponerse caliente y rosa o fría, azulosa y húmeda y con un ligero calor, con frío y todas las corrientes de aire son intensamente dolorosas. Esto se llama causalgia o atrofia de Sudeck. Las mujeres parecen ser un poco más susceptibles que los hombres a este tipo de quemazón dolorosa. La mano puede hincharse y volverse relativamente inútil. El tratamiento comprende el control del dolor y ejercicios para estimular la circulación. Las áreas detonantes se pueden infiltrar con inyecciones de un anestésico local o sprays.

La hinchazón después de una fractura, compresión o alguna interferencia para el abastecimiento de sangre pueden causar reflejos vasomotores equivocados. Hay muchos tratamientos de fisioterapia para reducir la hinchazón.

Respuestas razonadas

Los reflejos son un poco como niños, llenos de peticiones quijotescas. Los reflejos pueden tomar la delantera y ser muy irracionales. La razón viene del cerebro. El cerebro puede revocar un reflejo porque un reflejo es un impulso subordinado. El cerebro puede ocuparse de asuntos que son sólo reflejos, pero nosotros confiamos en nuestros reflejos, que en ocasiones encuentran nuestras imperfecciones. Si se tienen que realizar algunas tareas complejas en público, por ejemplo, tocar una pieza musical a menos que se haya aprendido (reflexivamente), se puede empezar a cometer errores por puro nerviosismo porque la mente está en la audiencia crítica. Si se conoce la pieza a fondo (reflexivamente), se realizará sin problemas aun si se está nervioso pues el piloto automático lo hará por nosotros.

La mejor forma de entrenar un reflejo es por medio de la repetición y puede tomar mucho tiempo, pero puede haber ocasiones en que nos defraude. Los reflejos son volubles, pero son mucho más fáciles de entrenar de lo que se cree (también los reflejos de los niños. Hay que ser amables pero firmes con los reflejos y los resultados nos dirán que habrá valido la pena el esfuerzo). Los reflejos aumentan con la rutina y la repetición y funcionan mejor en un clima de relajación.

Se puede aprender a controlar el ritmo cardiaco, la presión sanguínea, la temperatura de la piel y la tensión muscular. Es posible disminuir el ritmo cardiaco respirando más lentamente y con pensamientos relajados; esto, a su vez, puede disminuir la presión sanguínea. Si es necesario, una máquina de retroalimentación puede ayudar a entrenar los reflejos dándonos información acerca de los funcionamientos internos.

Inclusive el sueño está sujeto a la modificación por medio del cerebro consciente. Podemos decidir cuándo ir a la cama y programarnos para despertar. Las investigaciones han mostrado que nuestros patrones de sueño son importantes. Si nos quedamos en la cama hasta tarde después de una noche sin dormir, se puede dormir pero tal vez también establezca un patrón de sueño durante el día. Quien trabaja por turnos con frecuencia tiene problemas al querer regresar a sus horas normales de sueño, pues sus reflejos no están en forma.

Reflejos subliminales

Los publicistas saben todo acerca de nuestros deseos reflejos y se alimentan de nuestra susceptibilidad de forma desvergonzada. Si una publicidad muestra la respuesta del reflejo correcto, estaremos amablemente dispuestos a comprar lo que sea aunque tal vez no estemos conscientes de lo que está ocurriendo porque toda la transacción se lleva a cabo bajo la marca de nuestra conciencia.

Un fisioterapeuta que trata con un paciente con reflejos incorrectos investigará cómo trastornan el estilo de vida de la persona. Tal vez la palabra "incorrectos" es una palabra fuerte, ya que variamos en lo que estamos preparados a soportar de nuestro cuerpo. El tratamiento dependerá de qué tipo de reflejo se ha modificado; ¿muscular, vasomotor, digestivo, urinario o psicosexual? Todos son capaces de modificarse y saber los medios nos ayuda a tener un buen resultado.

Mecanismos de llave y cerradura

Muchos sistemas corporales funcionan con una relación de "llave y cerradura"; una sustancia o molécula especial que cierra el paso de donde otras caerían. Los reflejos pertenecen a este sistema: un reflejo se puede prender o apagar por medio de los centros más altos del cerebro, pero un reflejo nunca se puede volver otro. Un reflejo responde a su propio y único estímulo y una respuesta inusual en ocasiones puede mostrar que algo está mal. Por ejemplo, hay una acción reflejo del dedo gordo del pie llamada el reflejo de Babinsky. Golpeando desde los talones hacia los dedos, el dedo gordo se va hacia abajo. Si hay algo malo con el sistema nervioso central y faltan los factores inhibitorios en el mecanismo del reflejo, el dedo gordo se levantará.

Reflejos de las mujeres

Con una notable excepción –la maternidad–, los reflejos en los hombres y mujeres son básicamente los mismos. Los reflejos sexuales femeninos tienen su contraparte en los masculinos. Por ejemplo, el clítoris se hincha y erecta al igual que el pene, inclusive produce gotas de líquido.

Es posible que las mujeres no tengan tanto éxito al controlar los reflejos no deseados como los hombres, mientras que ellos son muy malos para seguir dietas y tienen dificultades para dominar los reflejos del hambre y la sed. La mayoría de las mujeres tienen más facilidad para controlar los impulsos sexuales que los hombres. Muchas mujeres inhiben un estornudo y modifican la tos. Por otro lado, nos inclinamos a descuidar nuestros reflejos de postura. Más mujeres que hombres tienen una mala postura.

Los reflejos están operando de forma constante diciendo al sistema nervioso sobre la tonicidad en los músculos. El arco reflejo comienza como un mensaje sensorial que informa a un centro en la médula espinal o al cerebro cómo están las condiciones en una parte del cuerpo –como un músculo. La segunda sección del arco consiste en un mensaje que se envía para hacer algo con eso –un mensaje motor. Los músculos que nos mantienen firmes están hechos de muchas "fibras musculares lentas" que son buenas para sostenernos por largos periodos. Debemos prestar atención a los mensajes que nos envían los reflejos que constantemente ajustan la respuesta muscular para mantener el cuerpo erecto. En realidad toma menos esfuerzo permanecer erecto que encorvado.

El reconocimiento del papel de la acción y la reacción puede prevenirnos de volvernos esclavos de uno de nuestros propios reflejos.

La maternidad está regida por muchas respuestas innatas –instinto maternal; también hay reacciones químicas que mantienen el embarazo, lo interrumpen, empiezan las contracciones del parto, generan las respuestas lactantes. El reflejo de la expulsión de leche es un ejemplo de la provisión de la naturaleza para un recién nacido. El bebé activa este reflejo, mientras que la respuesta física de la madre aumenta por su cariño emocional y la relativa indefensión de su nuevo bebé.

Los reflejos son protectores incorporados de las especies; sin ellos nos extinguiríamos. Podemos guiarlos pero nunca ignorarlos; gran parte de nuestro tiempo consciente se pasa en controlar este ejército de actividad, reprimiendo su exhuberancia y canalizando su funcionamiento en reacciones que benefician al individuo.

2. ADOLESCENCIA

La adolescencia para niños y niñas es un periodo inexacto entre el inicio de la pubertad y la madurez. La palabra se refiere al crecimiento y la gente lo hace en diferentes pasos. Estos pocos años, bruscamente entre los once y los dieciocho años, son un periodo de transición de gran importancia.

Para quienes están en este grupo de edades, puede parecer que tanto la gente más joven como la más grande los ven como extraños, como especies muy extrañas e impredecibles. En sociedades primitivas se llevaban a cabo ceremonias de iniciación o "rituales del cambio" para hacer pasar a un niño a la edad adulta. Todos sabían cuando terminaba la niñez y comenzaba la edad adulta. En este siglo parece que distinguimos el periodo de la adolescencia mucho más de lo que parece haber ocurrido en el pasado, tal vez porque pasamos más tiempo en la escuela, tal vez por el incremento de la complejidad de nuestra vida. ¡"Te comportas como niño"!, es una frase adulta y a menos que estemos en medio de la adolescencia, solemos esperar un inmediato comportamiento adulto. El adolescente se enfrenta con una doble norma: en un momento se supone que crece de inmediato y el próximo lo ven como un inadaptado entre dos aguas.

Los humanos somos la única especie animal que experimenta la adolescencia. De hecho, este periodo es visto como una prolongada experiencia de aprendizaje, vital para la evolución de nuestras especies. La adolescencia humana ha sido llamada un "periodo de latencia psicocultural"; en otras palabras, es un momento de la vida en que las responsabilidades están limitadas y las habilidades de aprendizaje están en su mejor momento para que el incipiente adulto pueda adquirir el conocimiento que lo ayude a adaptarse a la vida. Simultáneo al aprendizaje intelectual hay una aceptación con la recién descubierta sexualidad y con los cambios en las proporciones del cuerpo.

La adolescencia comienza en la pubertad. Para una niña esto significa los pechos en ciernes, se le amplían las caderas y un cuerpo más curvilíneo. La pubertad también presagia el inicio de la menstruación. Algunas niñas se desarrollan y comienzan a menstruar a los once años, mientras que otras lo hacen un poco más tarde –a los 14 o hasta los 16 años. En ocasiones la pubertad comienza con un gran aumento del apetito y una tendencia a la "obesidad infantil" o puede ocasionar un torrente de energía, tal vez para liberar la tensión y distraer las perturbadoras sensaciones corporales, o por un nuevo placer en las habilidades físicas que se están refinando y perfeccionando. Las necesidades sexuales y agresivas con frecuencia se canalizan hacia los deportes en un inofensivo desahogo.

Menstruación

El primer periodo, conocido como menarquia, es un punto que marca la entrada de una niña a la edad adulta, un signo de que se está volviendo sexualmente madura. La ovulación puede ocurrir por algún tiempo y ser irregular al principio no es del todo anormal para la menstruación. Se cree que la menarquia se lleva a cabo cuando el cuerpo acumula una cierta proporción de grasa para el peso corporal. Existe alguna evidencia de que las niñas delgadas empiezan a menstruar muy tarde. Una mejor nutrición ha bajado el promedio de edad del comienzo de la menstruación comparada con la del pasado.

La palabra menarquia viene de mensis, mes y arque, comienzo. Una vez que se normaliza el ciclo menstrual, toma por lo general un periodo de 28 días aproximadamente, por lo que se pensaba en los pueblos primitivos que tenía alguna conexión con las fases de la luna. Algunas personas aún creen en esta teoría pero es difícil de probar.

Juana de Arco tenía 19 años cuando murió y era ampliamente sabido que nunca había menstruado, llevando a la gente a creer que era tanto santa como bruja. Esto no es de sorprender, pues se sabe que el estrés mental o físico severo puede ocasionar amenorrea (ausencia del periodo). Por ejemplo, se sabe que las mujeres en campos de desplazados después de la segunda guerra mundial habían dejado de menstruar, pero comenzaron de nuevo una vez que se habían rehabilitado. En alguna ocasión la amenorrea se consideró un gran beneficio porque, en la opinión del tiempo, la menstruación fue la "maldición de Eva", impidiendo a las mujeres entrar en la vida pública y tomar un papel tradicionalmente masculino, por lo que murió Juana de Arco.

De todos los síntomas de la incipiente feminidad, la menarquia es la más dramática. Las niñas notarán el crecimiento del tejido del busto, la llegada de disperso vello púbico y flujo vaginal. Algunas niñas, ansiosas por alcanzar la madurez, serán más conscientes que otras de esos signos tempranos. Se ha sugerido que las condiciones que rodean el primer periodo afectan la forma en que una mujer ve su ciclo menstrual –tanto si lo tolera con gusto o piensa que es la maldición de una mujer, pero investigaciones recientes descartan las repercusiones emocionales del primer periodo.

Los efectos secundarios desagradables de la menstruación que se repiten, probablemente juegan un papel más decisivo en la forma en que se verá un ciclo mensual.

Dolor menstrual (dismenorrea)

La menstruación puede ser dolorosa, particularmente los primeros días del periodo cuando el útero se contrae muy fuertemente. Las contracciones pueden ocasionar una deficiencia temporal de sangre hacia la pared muscular del útero, que da como resultado un tipo de dolor con calambres. Las prostaglandinas, un grupo de sustancias de ácido graso son las responsables de estas contracciones durante los periodos menstruales, así como también en el embarazo y el parto. Algunos sistemas en las mujeres jóvenes están dotados con más prostaglandinas y las contracciones considerables del útero pueden ocasionarles periodos dolorosos que pueden ser muy deprimentes y debilitantes. El pensamiento de estar casi incapacitada por la menstruación es intolerable para una adolescente que quiere nadar, hacer caminata, escalar o navegar en un bote alto. El dolor de espalda es otra complicación, posiblemente porque los centros nerviosos de la espalda en la columna vertebral están muy cercanos a los centros nerviosos de los órganos reproductivos, lo que hace que el dolor se extienda de un lado a otro. La condición con frecuencia se cura con el embarazo, pues se mejora el abastecimiento de sangre al útero.

El dolor menstrual puede responder a dos tratamientos de fisioterapia que mejoran el abastecimiento de sangre a los órganos pélvicos; uno, llamado onda corta, pasa en forma de calor suave a través del cuerpo calentando los órganos internos y produciendo un sentimiento placentero de calor profundo. La onda corta funciona de la misma forma que un remedio para el dolor menstrual; una botella de agua caliente sujeta al estómago. El otro tratamiento, conocido como terapia interferencial, es más reciente y parece ser más efectivo. Es un tratamiento "frío" durante el cual se usan dos corrientes eléctricas, las cuales "interfieren" una con otra ocasionando un incremento en la actividad celular y el movimiento acelerado de los fluidos corporales, incluyendo la sangre. Ambos tratamientos se llevan a cabo entre los periodos.

La fisioterapia ofrece un remedio simple, pero para el dolor menstrual puede consultar al médico general, quien le recetará al-

Ejercicios suaves para aliviar el dolor menstrual

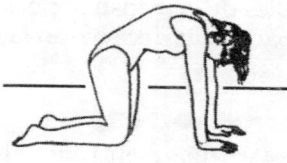

1. *Ejercicio del burro:* Apoyarse en brazos y rodillas con la espalda paralela al piso. Jorobarse y regresar luego la espalda a su posición horizontal.

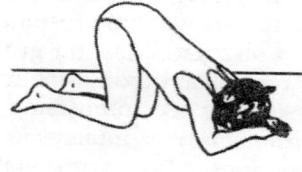

2. *Zalema:* Arrodillarse, curvar la espalda, recargarse sobre los brazos y apoyar la cabeza sobre el piso. Descansar y relajarse en esta posición (si el dolor en la parte baja del abdomen es muy severo, separar las rodillas para que no presionen la parte sensible del estómago).

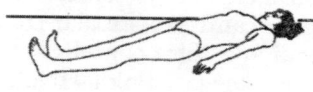

3. *Deslizamiento de cadera:* Recostarse boca arriba y estirar una pierna deslizando las caderas; alternar las piernas y comenzar lentamente haciéndolo un poco más rápido conforme se desvanece el dolor.

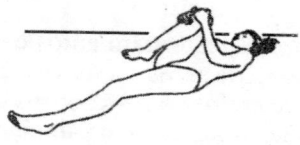

4. *Rodar hacia un lado:* Recostarse boca arriba y abrazar una rodilla. Rodar el cuerpo hacia el lado opuesto y regresar. Repetir hacia el otro lado.

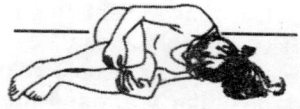

5. *Vaivén:* Recostarse sobre un lado enroscada con los brazos alrededor de las rodillas. Balancearse en un pequeño movimiento hacia delante y hacia atrás desarrollando un ritmo reconfortante.

gún fármaco que inhibe la producción excesiva de prostaglandina o una hormona femenina llamada estrógeno. En casos extremos, una cirugía puede cortar los nervios que llevan el dolor hacia el sistema de comunicación del cuerpo, pero antes de considerar esta drástica acción, vale la pena explorar las técnicas no invasivas de los fisioterapeutas.

Tensión premenstrual (TPM)

En años recientes ha habido mucho debate acerca de la tensión premenstrual (TPM) en cuanto al periodo preparatorio. Los síntomas físicos incluyen retención extra de líquidos, un sentimiento de plenitud pélvica, dolor de espalda y dolores de cabeza relacionados con el estrés; los síntomas emocionales son síntomas de irritación, cambios de humor o distracción. Los estudios han indicado que la TPM se debe más a influencias ambientales y culturales que a cambios hormonales, es decir, cambios químicos en los fluidos corporales; probablemente mientras más se discuta la tensión premenstrual, más mujeres la padecerán. Muchas mujeres notan síntomas que anuncian el comienzo de su periodo: sensibilidad en el busto, molestia abdominal e irritabilidad o cansancio. Sin embargo, una mujer que lleva una vida sedentaria puede reaccionar más a los síntomas de lo que una persona activa, saludable y bien integrada puede ignorar.

Si hay síntomas definidos de la TPM, como un dolor de espalda o inflamación abdominal, los fisioterapeutas podrán sugerir algunos tratamientos, los cuales pueden ser terapia interferencia (TI) (sin dolor) para la inflamación, movilización del cuello para los dolores de cabeza, técnicas de relajación para el estrés o una rutina de ejercicios para el dolor de espalda; nada es insignificante para ser tratado, aun si su origen es más psicológico que físico. Los fisioterapeutas entienden la interacción entre los factores físicos y emocionales.

Crecimiento

Los humanos tenemos una niñez larga en comparación con otros mamíferos. El crecimiento es relativamente lento entre la fase de la niñez y la adolescencia. En la pubertad hay una aceleración del crecimiento junto con necesidades físicas y emocionales. Las manos y los pies crecen; las piernas y los brazos se alargan; el tronco crece y se hace más firme. Los pulmones se expanden más y la frecuencia respiratoria se hace más lenta, al igual que la frecuencia cardiaca. El crecimiento se complica por el cambio sexual; en las mujeres crecen los senos, aparece la areola alrededor del pezón, el anillo pélvico se amplía y los depósitos de grasa ocasionan curvas corporales. Al mismo tiempo pueden ocurrir dolores no identificados, con frecuencia en los miembros y por lo general de noche o temprano en la mañana. Estos llamados dolores del crecimiento generalmente no son serios y pueden aliviarse por medio de calor o con masajes vigorizantes.

Problemas de postura

Los rápidos cambios del crecimiento que ocurren en la pubertad pueden ejercer presión considerable en los tejidos corporales como en las articulaciones, ligamentos y músculos. Una mujer joven con buena salud por lo general maneja bien estos cambios y crece firme y con buena forma, pero una mujer desnutrida u obesa o una que tiene alguna anormalidad en los huesos, por muy ligera que sea, se puede compensar adoptando una postura indeseable. Se ha dicho que la mala postura sólo se desarrolla porque algunos defectos del cuerpo provocan dolor al mantener el cuerpo erecto. Una vez que se ha acostumbrado, el problema de la postura puede ser muy difícil de erradicar.

Los problemas de postura en los adolescentes son comunes. Los cambios físicos en la distribución de peso, como el desarrollo de los senos y la forma de la pelvis adulta pueden alterar la mecánica del cuerpo y dar como resultado hombros redondos, quijada sobresaliente o pelvis defectuosa –¡cuánto se saca o mete el trasero de modo que parecemos una banana! El ajuste psicológico a la forma cambiante del cuerpo puede contribuir al problema. Los senos parecen crecer de forma desconcertante o apenas en un tamaño normal; rara vez una mujer está satisfecha.

Algunos tipos de mala postura parecen ser hereditarios; observen a sus parientes mayores para ver cómo nos podríamos ver a su edad. Se puede requerir una terapia preventiva, un estilo de vida activo, aparatos correctivos e inculcar buenos hábitos para contrarrestar el efecto genético.

No importa cuál sea la causa, la mala postura se debe tratar lo más pronto posible, pues se vuelve evidente, en especial en los jóvenes antes de que se establezca un patrón indeleble en el subconsciente de portar un cuerpo indeseable.

La fisioterapia tiene mucho que ofrecer si se tienen problemas de postura. Se puede aliviar el dolor, la alineación del cuerpo se pue-

Ejercicios para la postura

1. **Dobleces:** Sentada o parada juntar los omóplatos; imaginar que la piel es como dobleces u holanes de un vestido. No levantar los hombros; hacer estos ejercicios un poco y con frecuencia cada día (esto puede curar los hombros redondos).

2. **Plancha:** Recostarse boca arriba doblando las rodillas y las plantas de los pies sobre el piso. Presionar la cintura hacia el piso y sentir cómo se tensa el estómago (esto ayuda a la espalda curva).

3. **Cola de pescado:** Colgarse de una barra o anillos. Balancear las piernas, primero a la derecha y luego a la izquierda y manteniéndolas juntas (esto estira la columna y ayuda a la curvatura leve).

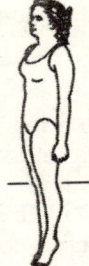

4. **Marioneta:** Pararse de puntas manteniendo las rodillas rígidas. Caminar con la cabeza erguida como si estuviera atada a una cuerda suspendida del techo. Caminar de forma rígida como un títere sin dejar que las rodillas se doblen.

5. **Cigüeña:** Pararse sobre una pierna y abrazar la rodilla de la otra pierna firmemente hacia el pecho. Subir y bajar sobre las puntas y cambiar la pierna (esto refuerza los músculos antigravedad que ayudan a mantenernos erguidos).

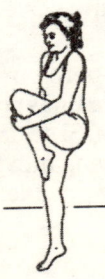

6. **¡Iso!:** Sentada o de pie. Sacar la barbilla y estirar la parte de atrás del cuello (imaginando que se es un caballo al que se está frenando).

de investigar con un panorama de realinearlo en forma cómoda, lo que evitará que se desarrollen otros problemas. Ya no existen las espaldas rígidas y las cinturas de avispa de la época victoriana; la postura saludable es ahora individual, dinámica y natural.

Curvatura de la columna

Si se está entrando al periodo de crecimiento en que los huesos están alcanzando su madurez, se pueden desarrollar tres anormalidades esqueléticas principales:

1. Las curvas exageradas en la postura como las de la espalda (*lordosis*) o una alta curva hacia delante en la columna (*cifosis*), conocida como hombros redondos.

2. La curvatura anormal lateral que ocasiona lo que médicamente se llama "escoliosis". Los músculos son más fuertes de un lado de la curva que del otro y sacan los huesos de su alineamiento y puede ocasionar que las vértebras individuales giren. La curva comienza como una simple C pero conforme progresa se hace como una curva en S.

3. Desarrollo de las vértebras en forma de cuña en la región torácica, es una condición llamada enfermedad de Scheuermann.

Cualquiera de estas aberraciones del crecimiento pueden ocasionar dolor de espalda y su corrección a tiempo es importante. La escoliosis es la más seria de las tres. En los casos leves, el tratamiento de fisioterapia puede ser suficiente. Una "inclinación" moderada puede en ocasiones corregirse con un refuerzo, pero los casos severos pueden necesitar cirugía en la que una operación que usa barras de Harrington se lleva a cabo para sostener en su lugar las vértebras sueltas.

La enfermedad de Scheuermann es muy común, pero por lo general se detiene al terminar el crecimiento. Involucra unas cuantas vértebras que crecen ligeramente con forma de cuña. Si se tiene alguna de estas irregularidades de los huesos, una buena movilidad y ejercicios especializados ahorrarán mucho dolor y posiblemente deformidades en el futuro.

Acné

El acné es la cruz de la adolescencia, una enfermedad que reduce el ego; se asocia con los cambios hormonales durante la pubertad, no es ocasionado por falta de higiene. Durante la pubertad las glándulas sudoríparas apócrinas se agrandan y se nota mal olor en el sudor. Algunas de las glándulas grasosas de la piel pueden no agrandarse lo suficiente y se bloquean y albergan infecciones, particularmente en la cara y el cuello, así que la higiene es importante si se tiene acné, pero la falta de ella no es la causa.

Algunos agentes exfoliantes tomados ya sea tanto interna como externamente han probado ser útiles. Hasta frotar la cara fuerte con un limpiador en la ducha ayudará porque estimula la circulación sanguínea. En el verano, el agua de mar y las actividades al aire libre son muy benéficas. Si el acné es un problema de todo el año, la lámpara ultravioleta (UV) de un fisioterapeuta puede ayudar cuando la temperatura es fría o a aquellos que tienen que trabajar en donde hay aire acondicionado. Este tratamiento fortalece la piel y tiende a aniquilar las bacterias peligrosas. El acné desaparece por lo general con la edad, pero como deja cicatrices faciales desagradables, se debe atacar a tiempo (ahora se sabe que la exposición prolongada a la luz del sol puede ser peligrosa para la piel. El tratamiento controlado UV se aplica sólo por unos cuantos minutos en el área afectada).

Obesidad

Algunas personas tienen sobrepeso porque comen mucho en la infancia ocasionando que se desarrollen más células de grasa. Si este fue el caso, no se puede ayudar ahora pero el incremento en cuanto a tamaño y número de células durante la adolescencia tiende a ser permanente y aún hay una oportunidad de volver atrás y evitar esta carga permanente del sobrepeso.

El ayuno sin moderación puede ocasionar deficiencias de hierro, calcio y algunas vitaminas, porque se saltan comidas y se sustituyen con aperitivos pesados. La comida rápida por lo general tiene mucha grasa, sal y azúcar y casi siempre carece de fibra, por lo que se debe evitar. Los cereales integrales deben formar parte básica de la dieta. Los carbohidratos refinados y la falta de fruta y fibra vegetal están involucrados en cáncer de colon y otros problemas del sistema digestivo, como la diverticulitis. Los fabricantes están respondiendo a las necesidades en cuanto a más fibra en los alimentos, pero sus reclamos deben ser vistos de forma crítica por los consumidores. Un comprador listo lee todas las letras pequeñas.

Con frecuencia escogemos la comida que consumimos por hábito. Se puede introducir la variedad en una dieta incluyendo nuevos alimentos de otras culturas, aventúrense. Intenten hacer verdadero pan integral, compren huevos de granja, cultiven el gusto por las jugosas frutas y verduras de cosecha propia. "Eres lo que comes" es un viejo adagio pero básicamente verdadero.

Adelgazamiento

Perder peso es en realidad un asunto de aritmética. Si se queman todos los kilojoules o calorías que se consumen (4 kilojoules = 1 caloría), se conserva el mismo peso. Se puede perder peso sustituyendo una comida que contiene un alto número de kilojoules por un alimento con menores kilojoules, colaciones en la mañana y a mediodía, parte de la satisfacción psicológica dada por el hábito de la comida se puede conservar si, por ejemplo, se reemplaza una galleta por una manzana. Se puede cortar el consumo de azúcar si nos enseñamos a beber té o café sin endulzar. Se puede alcanzar mucho aún en la mayoría de casos poco prometedores por medio de la fuerza de voluntad, pesándose semanalmente y haciendo ejercicio aeróbico de forma regular, pero hay que tener cuidado de la dieta excesiva, pues puede ocasionar anorexia nerviosa.

Anorexia nerviosa

La anorexia es una condición de origen emocional en la que hay una pérdida crónica del apetito. Los adolescentes están asediados por todas las secciones de los medios y la industria de la ropa con imágenes de una figura femenina ideal. Esta presión y otra persuasión sutil en casa, en la escuela o el trabajo pueden llevar a algunas adolescentes a un proceso de autoinanición. Sus síntomas incluyen una radical pérdida de peso, aspecto amarillento, trastornos de la menstruación, apatía, agitación y tensión. En el siglo diecisiete, una persona que sufría de este trastorno era descrita como un "esqueleto vestido sólo con piel".

Nuevas investigaciones vinculan a la anorexia con la depresión, en la que un químico cerebral activa el reflejo del estrés. Si es así, las técnicas de relajación reflexiva pueden ayudar a apagar el reflejo del estrés. Un adolescente que tiene sobrepeso en la pubertad puede intentar perder peso debido a un horror consecuente de obesidad. La anorexia en ocasiones es un exceso de reacción; aparece como un caballo desbocado. La terapia de relajación suave puede aliviar el elemento hiperactivo e inducir el sueño tranquilo.

En todas las preguntas tanto de sobrepeso como de bajo peso, es importante la autoestima. Cuando una persona comienza a sentirse en control de su cuerpo, aprenda a conocer sus caprichos y funcionamiento estará en posición de poder.

Dieta de reemplazo muestra

Esta es una sugerencia para perder peso de forma lenta pero segura. Cambiando los hábitos y comiendo comida baja en calorías se puede mantener el nuevo peso bajo. Aprender a deshacerse de los viejos hábitos de alimentación, representados por la dieta actual y mostrar una nueva apariencia siguiendo la dieta de reemplazo. Nota que esta dieta da una gran variedad y es mucho más nutritiva.

Hora	Dieta actual	Dieta de reemplazo
7:30 a.m.	2 tazas de té con leche entera y azúcar.	2 tazas de té con leche descremada y sin azúcar.
8:00 a.m.	2 rebanadas de pan tostado, 1 taza de café negro con azúcar.	Fruta fresca o 1 tazón de cereal integral sin azúcar (se especifica en la caja), 1 rebanada de pan tostado integral, 1 taza de café, negro o con leche descremada, un huevo hervido o cocido.
11:00 a.m.	1 taza de té con leche entera y azúcar, 1 galleta.	1 taza de té con leche descremada sin azúcar o jugo de fruta sin azúcar o 1 pieza de fruta.
1:00 p.m.	1 rollo de ensalada o 1 paquete de sándwiches, 1 lata de refresco.	Ensalada con queso cottage, carne baja en grasa, o huevo hervido o ensalada, queso o carne sobre una galleta salada, trigo integral o pan de centeno, jugo de fruta o fruta o yogurt sin azúcar bajo en grasas.
4:00 p.m.	1 taza de té con leche entera y azúcar, 1 rebanada de pastel.	1 taza de té con leche descremada, 1 barra de cereal integral baja en calorías y baja en azúcar o 1 galleta integral.

7:00 p.m.	Carne, salsa y papas o 1 pie o empanada, o 1 pescado frito con papas, o un bistec con papas, o spaghetti o pizza.	Carne con poca grasa y 3 vegetales o papas horneadas o cocidas, o pescado al horno con ensalada, o bistec, vegetales y puré de papas con queso cottage en lugar de mantequilla, u omelet con arroz integral y ensalada verde.
10:30 p.m.	Chocolate caliente con leche entera y azúcar	Chocolate caliente con leche descremada sin azúcar o un tazón de cereal integral sin azúcar.

Combatir la tensión

El asma, la migraña y el dolor de cabeza causado por la tensión ocurren en todas las edades y no están confinados a las mujeres. Sin embargo, con frecuencia aparecen por primera vez en la adolescencia.

Asma en la adolescencia

Tal vez se ha padecido de asma de tipo alérgico en la niñez y luego estrés en los años escolares, provocando de nuevo el asma. Con frecuencia el detonante es el ejercicio vigoroso. Cuando este es el caso, se realiza una prueba de estimulación que consiste en arduo pero limitado ejercicio que produce respiración con dificultad. Esta respiración característica se debe a espasmo muscular que obstruye las vías respiratorias. Una serie de ejercicios puede producir tos, lo que es bueno porque ayuda a expulsar la mucosidad; a los asmáticos también se les puede revisar con un examen de función ventilatoria para medir el índice de flujo de espiración para determinar cuánto impedimento de aire existe en los tubos respiratorios.

No todas las formas de asma se desencadenan por el ejercicio. El estrés psicológico con frecuencia provoca ataques de asma alérgica y no alérgica y se puede usar como excusa para no hacer cosas que resultan molestas. El miedo a un ataque produce sus propios

Ejercicios para asmáticos

1. **Cuenta regresiva:** Arrodillarse apoyando los codos y los antebrazos sobre un puf o una silla. Exhalar lentamente sintiendo la pared torácica al agacharse contando por segundos. Se puede contar en voz alta, pero se puede hacer con una sola respiración.

2. **Acordeón:** Arrodillarse manteniendo una posición recta, colocar las manos a los costados del pecho. Exhalar lentamente presionando con las manos hacia adentro.

   (En los ejercicios 1 y 2 la inhalación debe ser en forma relajada.)

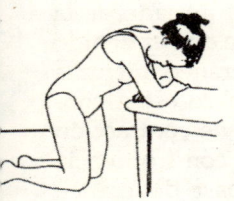

3. **Vilano:** Sentarse en una mesa con una pelota de ping-pong al frente. Soplar lenta y constantemente a través de la mesa.

4. **Vela cándida:** Encender una vela y ponerla sobre una mesa. Soplar la flama de forma horizontal pero sin apagarla. Hacer esto tantas veces como se pueda en una sola respiración.

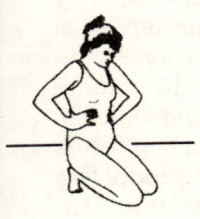

5. **Soplar:** Conseguir una pipa para hacer burbujas y un tazón con espuma de jabón. Soplar para conseguir una gran burbuja, acercar la pipa a la boca y soplar suavemente para hacer la burbuja.

6. **Tolerancia al ejercicio:** Correr alrededor de la casa tantas veces como sea posible sin quedar exhausto. Detenerse si así sucede. Intentar incrementar la tolerancia cada día y progresar gradualmente a un periodo más largo haciendo cualquier tipo de ejercicio que incremente la frecuencia respiratoria, pero siempre detenerse si comienza a sentirse exhausto.

Estos ejercicios pueden provocar tos, pero no importa, eso ayuda a expulsar la mucosidad del pecho.

síntomas. Durante un ataque o antes de uno, quien padezca asma puede esperar estar tenso o aterrorizado.

No es fácil superar la tensión antes y durante un ataque, pero la condición se puede aliviar por medio de la relajación de los pequeños tubos respiratorios; los sprays inhaladores como el Ventolin lo hacen. Las técnicas de relajación aumentarán el efecto de los fármacos y disminuirán la dependencia total a ellos.

El tratamiento de fisioterapia para el asma se enfoca en la relajación de todo el cuerpo y particularmente de los tubos respiratorios durante la fase espiratoria limpiando las vías respiratorias de la mucosa que se encuentran obstruidas dando la instrucción correcta a los hábitos de respiración e incrementando progresivamente la tolerancia al ejercicio.

Migraña

La palabra migraña viene del alemán *hemikranion*, "un lado de la cabeza". La condición se siente por lo general en un lado de la cabeza con un dolor punzante sobre un ojo. Se cree que es debido a la dilatación excesiva de algunas arterias en el cráneo mientras que otras, posiblemente en la superficie del cerebro están contraídas de alguna forma, o puede haber una fase de contracción seguida por una fase de dilatación. La dilatación con frecuencia puede sentirse en las arterias del cuello y en la base del cráneo como una fuerte pulsación más de lo normal. En ocasiones hay una interferencia temporal en la visión, se pueden ver puntos, la vista es borrosa o hay puntos ciegos temporales, en ocasiones náuseas y vómitos. La migraña en ocasiones se asocia con alteraciones emocionales y parece ser inusual en niños pero relativamente común en adolescentes. Algunas mujeres jóvenes la asocian con la menstruación. Puede continuar a través de la fase reproductiva en la vida de una mujer, por lo que es verdaderamente importante tratarla cuando comienza a aparecer. A menudo hay una fase muy larga de advertencia cuando se estará consciente de que se va a presentar la migraña.

La biorretroalimentación y relajación se pueden usar para prevenir un ataque de migraña o controlar su severidad. Algunas personas pueden prevenir los ataques por medio de estos simples métodos (aunque no son tan simples de aprender). Otras necesitan medicamentos. La biorretroalimentación ayuda a aprender una respuesta deseada por medio de un dispositivo de grabación mecánico o eléctrico.

Otro método, el TIF, el tratamiento médico que se mencionó anteriormente, puede ser muy dramático al ayudar con la migraña porque trabaja directamente en la circulación sanguínea. Para tener todo su efecto, este tratamiento debe aplicarse cuando se va a presentar un ataque. Algo que puede cambiarse por el TIF es la ENT (estimulación nerviosa transcutánea), que puede "apagar" la pulsación dolorosa. Un doctor puede recetar fármacos para evitar o minimizar los ataques, pero el medio físico de control se puede usar junto con un programa de medicamentos.

Dolores de cabeza ocasionados por la tensión

Si se pasan muchas horas estudiando con la cabeza inclinada hacia el libro, esta posición ejerce presión en los músculos del cuello, particularmente un pequeño triángulo de músculos que sostienen el cráneo en lo alto de las vértebras. Estos músculos pueden sufrir algún tipo de espasmo, apretando los nervios hasta el cerebro y cuero cabelludo ocasionando dolores de cabeza.

Los músculos más largos que conectan el área entre los omóplatos con la base del cráneo pueden también ponerse tensos y dolorosos. Se puede tener un dolor crónico limitado al cuello después de una hora aproximadamente de estudio en la misma posición. En otra condición, la de un cuello "agudo", se despierta con el cuello adolorido y no se puede voltear la cabeza o se tiene que sostener ligeramente de un lado, lo que es muy doloroso.

Los fisioterapeutas tienen un registro excelente de curar este tipo de quejas rápidamente; en caso de un cuello agudo, un tratamiento de movilización suave puede dejar al paciente casi sin dolor.

Existen algunas otras condiciones que afectan a la gente joven; esas condiciones aparecen con otros encabezados o en otros capítulos. Sobre todo, no se vean a sí mismos como diferentes, recuerden que tienen la enorme ventaja de la juventud. Los problemas de los adolescentes parecen ser más fáciles de tratar porque sus huesos, músculos y órganos son jóvenes; si la mujer "completamente" adulta parece tener menos problemas, puede ser sólo que se haya vuelto más experta en esconderlos.

3. Autoestima, satisfacción sexual y seguridad sexual

Para las mujeres, la satisfacción sexual no está limitada solamente al acto sexual; hay mujeres que han elegido un camino diferente para su feminidad y permanecen vírgenes el resto de su vida. Las monjas dedican su feminidad a su orden mientras que algunas mujeres se dedican a su arte o trabajo o a cuidar a algún ser querido.

La mujer ordinaria ha tenido que enfrentarse con un lugar inferior en el esquema de cosas para la mayor parte de la historia que se tenga registro. No es de sorprender que la mujer de hoy trabaje hacia su completa libertad.

El poder de la imagen

Al conocer a alguien se percibe no sólo su imagen corporal sino también su forma de vestir. Aun al caminar a la distancia detrás de alguien en la calle, se le puede reconocer por su atuendo. Por supuesto que se puede reconocer a alguien por sus atributos físicos, como la forma de caminar, el color y estilo de su cabello o su estatura. A pesar de todo, no se puede separar a la persona de la ropa que eligió ese día; los seres humanos parecemos ser únicos en todo el reino animal en escoger de manera resuelta el adorno corporal. Sin ropa, la mayoría de nosotros nos sentimos vulnerables. Para sentirnos cómodos nos gusta estar vestidos para la ocasión; un traje de baño está bien para la playa, pero no para una noche en la ópera. Nos sentimos desagradablemente vulnerables cuando nos enfundamos en una bata de hospital, pero no nos importa mucho sentarnos con un camisón en una cama de hospital.

En los encuentros sexuales podemos elegir encontrarnos en un nivel vulnerable pero privilegiado, pero creo que la raza humana tiene una necesidad psicológica fundamental por la ropa. Tal vez esto fue originado por el evolutivo desechar del estro, el estar en celo sólo en ciertas épocas del año. La mujer madura, al igual que los primates, es receptiva todo el tiempo. La ropa es una protección no sólo contra el clima sino de la psique. El instinto sexual en los animales con frecuencia está ritualizado. En la sociedad humana, en todos los periodos históricos vemos que el ritual sexual se consigue parcialmente por la ropa, pero vestimos tanto para enfatizar nuestra personalidad como para atraer al sexo opuesto. No deberíamos sentirnos vanidosos al vestirnos sino principalmente para complacernos a nosotros mismos. Vestimos para exponer nuestros estándares y valores para mantener una autoridad que se adapte a nuestra posición en nuestro lugar de trabajo y para complacer a otros, tanto hombres como mujeres. También vestimos para competir y comportarnos con los demás.

Con frecuencia las mujeres estamos preparadas para ir a los extremos para alcanzar un efecto, en ocasiones aun a costa de la salud. Los corsés apretados en el cuerpo pudieron haber producido una figura de reloj de arena; también ocasionaban visceroptosis, desplazamiento real de los órganos aplastando las entrañas y otros órganos hacia abajo. La línea imperial llevó la cintura hacia arriba por debajo del busto y se sabía que tenía que desaparecer debajo de la ropa. A principios del siglo veinte, el abdomen y el busto de las mujeres solían atarse inmediatamente después de haber dado a luz. El tejido hinchado tenía que ir hacia algún lado, así que los senos se colgaban hasta la cintura. En esos tiempos críticos los senos estaban fuera de forma. El sostén es una prenda controversial, pero los bustos grandes se ven muy feos y se sienten muy incómodos si se deja que se caigan. Los aros pueden ser indeseables para una madre lactante, pero dan apoyo en otras ocasiones y comodidad que por lo general tiene sentido en cuestiones de salud.

Las mujeres no están solas al crear efectos naturales bizarros; en la antigua Creta usaban cinturones cada vez más estrechos desde los siete años para reducir su cintura de acuerdo a algunos dictados de la moda. En ocasiones los glúteos también están estresados, otras veces no. Ahí estaba el descarado atractivo sexual victoriano, y hoy tenemos los pantalones de mezclilla apretados, considerando que las chicas modernas de los años veinte hicieron a un lado los glúteos.

Los sombreros y el cabello, el maquillaje y la barba son parte del vestir para ambos sexos; el objetivo es enfatizar la sexualidad o envolverse en el misterio. El impacto tiende a reflejar algún sentimiento que domina la época. El intento puede ser para conmocionar al observador –una prueba es el rockero punk.

Por lo general existe una razón ingeniosa para los decretos de la moda. Cada generación quiere desbancar a la anterior y corregir los errores del pasado. Al vestir de manera diferente este deseado cambio se realiza simbólicamente. Las modas de París se llevan de forma universal si la habilidad del diseñador es capaz de atrapar el espíritu de la edad.

El peinado y el vestir se pueden usar para acentuar una conexión, como usar un uniforme y ya que la persona venera la asociación, también venera el uniforme. Pensamos en un uniforme como una ropa cómoda pero esto no siempre era así. También existía el cilicio; el anticuado griñón era aparentemente responsable de los dolores de cabeza y una vez yo supe de un caso de una hendidura real en el cráneo de una mujer que enrolló su cabello fuertemente alrededor de la cabeza; ella pertenecía a una orden religiosa en la que se debía de cortar el cabello. ¿Las bandas para la cabeza muy apretadas son un moderno equivalente? ¿Y qué hay de los cascos para ciclistas?

Los sombreros están de moda otra vez, no sólo para mantenernos calientes en climas fríos sino también para protegernos de los rayos directos del sol y de toda la capa de ozono. El cabello está probablemente más limpio y saludable de lo que nunca antes, pero hay que tener cuidado con los químicos dañinos. Los tintes por lo general pueden ocasionar que el cabello pierda su brillo; algunos sprays para el cabello esconden carcinógenos; también hay que tener cuidado con los sprays genitales irritantes que fomentan la cistitis.

El uso moderado de cosméticos aumentan nuestras buenas características, pero el maquillaje muy cargado estropeará la resistencia de la piel y puede derivar en muchas arrugas en la edad madura. Hay una capa de músculo en la piel del cuello llamada platisma. El uso de este músculo ayuda a prevenir los pliegues fláccidos que se desarrollan a temprana edad. El hacer muecas juntando los dientes y bajando las esquinas de la boca (no es para hacerlo en público, pues hace que nos parezcamos a Frankenstein).

Nuestra sexualidad es una mezcla de énfasis y disimulo, de manifestar y de misterio para mantener en suspenso al sexo opuesto. Si somos inteligentes, elegimos ropa que oculte defectos como un gran estómago o muslos gruesos. Podemos usar sombreros y tacones altos para aumentar nuestra estatura. Desmond Morris en su libro *El mono desnudo* comenta la forma en que las mujeres ponen en peligro la salud de sus pies en nombre de la moda. Dice que los tacones pueden lucirse aunque limitan la acción de caminar (así como dañan permanentemente los pies). Los hombres no son inmunes a usar artificios para crear un efecto y han usado suelas de plataforma, medias, maquillaje, braguetas de armar, la falda escocesa, taparrabos, togas, túnicas, tangas, tangas de hilo, todo para enfatizar o disfrazar su hombría. Las mujeres pueden esconder o exponer sus rodillas, cubrir sus brazos, su cabeza, usar vestidos transparentes o cortos (inclusive corpiños que dejan ver los senos como lo hacían las cretenses. ¡En la antigua Creta tenían mucha visión para el cuerpo!). Ambos sexos se cubren los ojos de vez en cuando con máscaras y lentes oscuros y adornan la cara y el cuerpo con tatuajes, perforaciones, polvos y pintura. Todo es parte del arte de utilizar el lenguaje y poder corporal y el poder se basa en el sexo; tanto si es una afirmación de nuestro sexo para nosotros mismos y otros de nuestro sexo o si es un ritual para atraer al sexo opuesto. ¿Se han dado cuenta qué tan quisquillosas son nuestras parejas sexuales respecto a lo que vestimos? "¡No puedes usar aquello! Te hace lucir muy joven, muy vieja, muy casual, muy extravagante, muy sexy…"

Un buen aseo no puede asegurar siempre un trabajo (aunque puede ayudar) o una pareja, pero inevitablemente levantará la autoestima.

En realidad nunca nos vemos como nos ven los demás. Los vistazos breves en los espejos y escaparates con frecuencia nos toman un poco por sorpresa, esto es porque mantenemos una imagen guardada en alguna esquina del cerebro y, aunque es como lo real, hay un elemento de idealismo. Tomarnos un tiempo para evaluar nuestra figura y rasgos frente a un buen espejo puede ser gratificante, ya que es la única forma de combinar la imagen y aceptar la realidad.

Coito

En esta época moderna cuando estamos mejor informados que nunca acerca del funcionamiento de nuestro cuerpo, queremos conseguir lo más que podamos de nuestra sexualidad. A la mayoría de las mujeres les gustaría ser buenas compañeras sexuales, en parte por el bien de su pareja, pero también por ellas mismas. Sabemos que si es posible conseguir una buena salud sexual, eso ayuda enormemente con nuestro completo sentido de bienestar.

Parecería que los hombres deberían sentirse atraídos como abejas a las flores y que todo en el jardín es encantador. Obviamente, los hombres no siempre son susceptibles a la coacción. De hecho, la sociedad moderna aprueba una variedad de relaciones. Hay hombres que esperan que su pareja acepte que ellos tengan relaciones con otras mujeres y mujeres que esperan lo mismo. Se puede sentir justificadamente molesta y humillada con la relación íntima de su pareja con otra mujer, tanto si incluye relaciones sexuales o no. Por supuesto que las mujeres ofenden a los hombres de la misma forma.

En toda el área del sexo, la sexualidad y la iniciación del embarazo hay mucho alcance para la explotación entre las parejas sexuales. Desafortunadamente, la maternidad con frecuencia está representada en estas complicadas maniobras (por ejemplo un embarazo puede comenzar por intentar salvar una relación). Hoy en día, la planificación familiar es una empresa conjunta. Sin embargo, una mujer aún está en riesgo de quedar embarazada contra su voluntad, mientras que no es probable que un hombre pueda ser persuadido de procrear si no quiere; accidentalmente puede procrear o ser engañado por su pareja, quien le puede asegurar que es "seguro" cuando ella sabe que no lo es.

Es necesario que una mujer entienda su propia anatomía y no sólo por el hecho de que le ayude a tener una vida sexual completa y gratificante. En la mujer, los órganos sexuales están completamente dentro de la cavidad pélvica. Al movimiento de la pelvis durante la relación sexual se le llama balanceo pélvico o inclinación pélvica. Para una mujer este es un movimiento hacia delante de la pelvis que rodea la curva lumbar de su columna y metiendo los glúteos hacia abajo y hacia delante. El movimiento es el mismo que cuando se está boca arriba, de costado, de frente, de rodillas o en cualquier otra posición durante la relación sexual. Las mujeres que tienen dificultades para realizar el balanceo pélvico en las clases de aeróbics o en clases de entrenamiento prenatal, en donde normalmente se enseña dicho movimiento, no están necesariamente inhibidas en materia sexual: simplemente pueden no estar bien coordinadas, lo que quiere decir que les falta propriocepción, que es la habilidad del cerebro de traducir las ideas en acciones. Cuando se les enseña a hacer este movimiento pélvico básico, se mejora su función sexual.

La vagina es la entrada a los órganos reproductivos y sexuales de una mujer. Deslizando dos dedos dentro de la vagina (o uno si está muy estrecha), se familiarizará con su estructura, su relación con la uretra y el recto y los dedos que la exploran también pueden sentir los músculos del piso pélvico (apretar los músculos que están alrededor de los dedos). No hay necesidad de usar un guante de hule, pues la vagina no está estéril, sin embargo se aconseja lavar las manos antes y no introducir materia fecal dentro de la misma. Esta maniobra de exploración puede realizarse cómodamente en el baño.

Posiciones para la relación sexual

Cuando se tiene práctica, buena salud y no hay dolor o incomodidad, las posiciones para la relación sexual se pueden elegir como más nos guste, pero si es una aprendiz, el recostarse boca arriba con el compañero sobre ella probablemente sea la posición más fácil para ambos. Si aún tienen problemas para "conectarse", una pequeña almohada por debajo de los glúteos orientará mejor la vagina.

Si se tiene dolor de espalda, puede ayudar una posición sobre manos y rodillas con la pareja por detrás. Esta posición también es conveniente durante el embarazo. Si la pareja tiene dolor de espalda o alguna otra discapacidad, se puede recostar boca arriba y la mujer colocarse por encima o bien, él sentado en una silla y la mujer arriba. De cualquier forma el cuerpo está firme y apoyado.

En ocasiones el único impedimento para una relación sexual satisfactoria es el contenido demasiado intelectual. C. S. Lewis expresa un divertido retrato hablado de una pareja con libros de referencia puestos en los burós de una cama, tratando desesperadamente de conseguir la armonía sexual. La relación sexual es un asunto de sentimientos; el pensar mucho puede bloquear el sistema sensorial necesario y arruinar todo el esfuerzo.

Una sociedad entre un hombre y una mujer en su mejor momento puede ser una sociedad de apreciación mutua, en donde cada uno desarrolla la confianza en el otro. La sensibilidad y el entendimiento pueden ayudar a curar el angustiante problema de la impotencia, mientras que la paciencia y ternura de un hombre pueden hacer de la relación sexual una revelación para una mujer.

Satisfacción sexual

Es bien sabido que los hombres alcanzan la satisfacción sexual más fácilmente que las mujeres, quienes pueden ocasionar frustración para sus parejas y en ocasiones distanciamiento, así que los hombres pueden requerir instrucciones con frecuencia. Para que sea agradable para la mayoría de las mujeres, la relación sexual se debe llevar a cabo en una atmósfera de seguridad y libertad sin distracciones; ya que el sistema nervioso "parasimpático" está involucrado, contribuye más un clima de relajación sensual. El sistema nervioso parasimpático (que es la condición opuesta al reflejo de lucha), es responsable de suministrar la sangre hacia el área vaginal y al clítoris, sin el cual no podría ocurrir el orgasmo. La relación sexual es en gran parte una actividad muscular; no sólo los músculos ordinarios están bajo el control de la inconciencia, sino también los músculos involuntarios en la parte superior de la vagina que dan las contracciones catastróficas del orgasmo. El bienestar físico, algún entendimiento del mecanismo y la seguridad en la relación son necesarios para la satisfacción sexual.

Los hombres no siempre están conscientes de los caprichos anatómicos de la mujer. Las mujeres han desarrollado una vagina inclinada hacia delante, como lo es la uretra (todos los otros mamíferos similares tienen una vagina "recta"). Es posible que adoptar una postura recta con su efecto inclinado en la pelvis lleve hacia el ángulo anatómico agudo de la vagina dejando el útero y la uretra dejando la vejiga. De ahí que la relación sexual cara a cara sea generalmente más fácil, aunque muchas otras posiciones son posibles conforme se practica. Sin embargo, un hombre sin experiencia puede intentar penetrar directamente en lugar de friccionar a lo largo de la vagina; esto significa que está apuntando hacia la vejiga en lugar de apuntar hacia el cérvix, lo que puede ser desconcertante para él y doloroso para su pareja. Por fortuna, los hombres están volviéndose más conscientes de la anatomía y de las necesidades sexuales de las mujeres.

Dificultades sexuales

Las dificultades con la relación sexual tienen diferentes causas, tanto físicas como psicológicas y está fuera del alcance de este libro tratar con todas ellas, sin embargo se deben incluir algunos consejos sobre la importancia del piso pélvico.

El piso pélvico. Una vez que se ha alcanzado la correcta penetración, para que se disfrute más el sexo se debe explorar un pequeño músculo llamado músculo pubocoxígeo. Este músculo tiene forma de U con dos brazos que se balancean desde el hueso púbico y tiene un aro incorporado en las bandas fibrosas que rodean la vagina y el ano y finalmente alcanzan el cóccix. Si el aro se va hacia delante al contraer todo el músculo del piso pélvico, se hace más corto angostando la vagina y apretando el pene. El pubocoxígeo se puede imaginar como los brazos de alguien que sostiene una palanca; la fuerza con la que se sostendría la puede estimar la pareja masculina que actúa como un tipo de perineometro humano (un perineometro es una máquina de Biorretroalimentación para registrar la fuerza del piso pélvico). En algunas culturas se enseña a las niñas este ejercicio antes del matrimonio, una práctica que puede mejorar sus oportunidades para evitar un prolapso. Con frecuencia las mujeres reportan con placer que tanto ellas como sus parejas disfrutan más el sexo con los resultados de los ejercicios del piso pélvico con más firmeza en la vagina.

Los tejidos en el área genital son delicados y se lastiman fácilmente; si la pareja masculina ha tratado fuertemente y se irrita e inflama, no duden en ir al doctor; ciertamente las mujeres no deberían soportar encuentros sexuales traumáticos, la violación puede ser el caso extremo de esto. Una pareja atenta da tiempo a una mujer para que se excite, así las glándulas de la mucosa vaginal pueden lubricar el canal para prepararlo hacia un estado deslizante para permitir que el pene entre más fácilmente. Si se está muy seca, puede utilizar una crema como el gel KY para reforzar la lubricación natural.

Frigidez. El vaginismo es una condición, en ocasiones llamada frigidez, que es cuando una mujer deja de manifestar deseo sexual y su vagina se vuelve más estrecha por los músculos que rodean el espasmo muscular. Esto puede ocurrir a través de algún miedo inconsciente o condiciones previas, aunque exista el deseo de participar en la relación sexual. Los fisioterapeutas pueden enseñar a las mujeres a superar el vaginismo examinando la acción de los músculos de su piso pélvico entrenándolo para relajarlo cuando se requiera.

Otros problemas. Hay algunas funciones de la mujer que ocasionan problemas; uno de ellos es la pérdida de orina en el punto del orgasmo; esto por lo general se debe a la debilidad del esfínter urinario. En el capítulo 5 se explica cómo reforzar el esfínter y curar esta condición, lo que por supuesto puede ser desconcertante.

No hay alguna prohibición por tener relaciones sexuales cuando se tiene el periodo, pero si es un día de sangrado abundante, tal vez no se disfrute el desastre.

Si hay alguna descarga desagradable de la vagina, se debe ver al doctor. Es muy probable que algún tipo de medicamento pueda curar el problema rápidamente al tener un diagnóstico sencillo para mayor tranquilidad.

Relajación y sexo. La ansiedad que se pueda tener por falta de apetito sexual o libido, puede en realidad resolver su problema. Aprender a relajarse puede hacer dos cosas:

- Detener la preocupación y así incrementar el deseo sexual.
- Aliviar su preocupación de que la libido es muy baja.

El deseo femenino por las relaciones sexuales varía con el tiempo, con los cambios cíclicos y estados de ánimo y con el estado de salud, así como de persona a persona. En ocasiones no hay mucho que podamos hacer al respecto; los afrodisíacos serían la respuesta mágica, pero hasta ahora, la respuesta perfecta no se ha encontrado desde un punto de vista científico.

Orgasmo. En nuestro tiempo, el sexo es una búsqueda tan mencionada, que tendemos a esperar el éxtasis y nos decepcionamos cuando conseguimos menos; también esperamos los orgasmos. El orgasmo es una acción muscular involuntaria en lo alto de la vagina provocada por la estimulación de los nervios altamente sensibles del clítoris (por arriba de la abertura uretral) y de la pared vaginal, particularmente un área especial de la vagina localizada en la superficie interna del hueso púbico (llamado punto de Grafenburg o punto G). Tocar el punto G da a la mujer un exquisito sentido de placer. Aunque es posible disfrutar el sexo sin tener un orgasmo, por supuesto que éste da liberación y satisfacción.

Los pacientes me consultan de vez en cuando acerca de los músculos de su piso pélvico y cómo pueden disfrutar más del sexo, tanto para ellos como para su pareja. Los músculos del piso pélvico son una parte muy importante de la función sexual, pero la gente con poca o sin musculatura también puede disfrutar del sexo. Por otro lado, una mujer puede desarrollar un piso pélvico admirablemente fuerte y no conseguir satisfacción a la hora del sexo. Una mujer describió el acto sexual como "empujar-empujar y luego todo se termina".

El balance en el acto sexual entre la pareja es un asunto delicado que sólo se puede resolver como una empresa conjunta; tristemente con frecuencia hay desbalance y cuando la vida de una sociedad se agota por el interés personal, las discusiones y la falta de confianza, el acto sexual también sufre. Otra fuente de infelicidad es cuando las parejas quieren desesperadamente tener un hijo y no pueden lograr la concepción, por lo que el contacto sexual se vuelve entonces una faena. La investigación de ambos puede ser un negocio tedioso, pero vale la pena el esfuerzo. En cualquier sociedad sexual se necesita un apoyo mutuo y esto incluye todos los aspectos de la vida cotidiana.

Al manejar la sexualidad, los sexos se deben complementar, no competir uno contra otro. Un componente sutil femenino es un poder para bien en la relación, suavizando las asperezas y promoviendo la armonía.

Seguridad sexual

Estar completamente seguro en cuanto a la vida sexual, es probablemente una imposibilidad, pues hay un elemento de suerte al evitar todas las enfermedades contagiosas, pero involucrarse en el sexo sin protección con parejas desconocidas se puede ver como una conducta de alto riesgo.

De acuerdo a la *Encuesta nacional de actitudes sexuales* y a la encuesta de diez años de estilos de vida sobre patrones de conducta sexual, la gente está teniendo más parejas sexuales en su vida; la edad promedio del primer contacto sexual ha descendido a 16 años y la homosexualidad ha incrementado. En este clima de libertad sexual, muchas relaciones comienzan sin orden, sin pensar debidamente en la duración y las frecuentemente perjudiciales consecuencias. La sexualidad es una parte muy importante de cada uno; si se usa responsablemente, puede ser una fuente de placer tanto para uno como para la pareja. En el mundo animal, los patrones de conducta sexual son muy complicados, variados y preservadores de las especies. Los humanos han evolucionado en tal forma que la protección sexual se ha vuelto más intelectual que instintiva.

La copulación frente a frente también es una característica humana: aumenta la estimulación refinando y prolongando el entreacto sexual. Algunos antropólogos piensan que se pudo haber desarrollado junto con el lenguaje. La gente joven está en la cima del deseo al final de la adolescencia y a principios de los veintes (los hombres un poco menos que las mujeres) así que, muy aparte del peligro de las enfermedades sexuales, la sociedad ha inventado muchas revisiones y ajustes para prevenir que nos reproduzcamos como conejos. Las tribus instituyeron el tabú del incesto, aunque éste, como cualquier otra ley humana, se rompió cuando le convino a la gente. En el antiguo Egipto se realizaban matrimonios entre hermanos porque la familia reinante quería conservar todo el poder dentro de los límites familiares.

Los líderes de las tribus usaban ceremonias de iniciación para infundir costumbres sexuales en su gente. Como seres humanos, nuestra cultura nos guía en cuanto a cómo comportarnos sexualmente y esto tiende a ser confuso porque los valores sociales cambian. Ha habido un gran cambio desde los tabúes opresores que enfrentó la generación de nuestros abuelos hasta las actitudes liberales del presente –de modo que esa responsabilidad sexual está ahora en gran parte en los mismos adolescentes en lugar de estar en los padres haciendo a un lado la ley. Sin embargo, la mayoría de los padres están más que listos para confiar y ansiosos por ayudar.

Las enfermedades de transmisión sexual (ETS) son aquellas que se pueden transmitir de una persona a otra por medio del acto sexual; son ocasionadas por virus, bacterias y parásitos y también se conocen como infecciones de transmisión sexual (ITS) y son probablemente tan antiguas como la misma humanidad y también se les conoce como enfermedades venéreas en honor a Venus, la diosa del amor. Las ETS siempre han surgido en donde los humanos viven en cercanía, como en barriadas, campamentos del ejército o ghettos. Moisés predijo este tipo de problema cuando su gente se fue de campamento en el desierto de Sinaí. En el libro bíblico de Leviticus (que significa "ley"), a los enfermos de ETS (posiblemente gonorrea), se les instruía para que se lavaran y lavaran sus ropas cuidadosamente y se abstuvieran de tener relaciones sexuales por una semana.

Hoy en día, las ETS se están incrementando alrededor del mundo, particularmente entre la gente más joven. La Organización Mundial de la Salud (OMS), recientemente estimó que, excluyendo al VIH y la hepatitis, 1.5 millones de personas se contagian con alguna ITS diariamente en el transcurso de un año. En julio del 2001, el gobierno británico alarmado por el incremento en las estadísticas, lanzó la primera estrategia nacional para la salud sexual y servicios contra el VIH. En el 2003, el Dr. Kevin Fenton, epidemiólogo consultor en la división de VIH e ITS en el centro de vigilancia de enfermedades contagiosas de la Agencia de Protección a la Salud, reportó el "incremento prolongado en nuevos diagnósticos de las ITS y el incremento en la asistencia a las clínicas de medicina genitourinaria (MGU)". Llegó a la conclusión de que "la conducta sexual peligrosa sigue siendo sin duda un factor contribuyente".

Parece que a pesar de las advertencias acerca del VIH y otras ITS, la gente no sigue el consejo de usar condones, especialmente al tener sexo con una nueva pareja. Creen que si son lo suficientemente desafortunados de contraer algo, se podrá tratar fácilmente cuando en realidad muchas ETS se están volviendo resistentes al tratamiento y con frecuencia se extienden sin que la persona infectada lo sepa, pues no hay síntomas obvios.

Sífilis

Se creía ampliamente que Colón llevó la sífilis a Europa desde el Caribe. Europa presentó una epidemia de sífilis tan pronto como Colón regresó a España. But Tannahill, autor de *Sex in History*, cree que es poco probable que los hombres de Colón fueran responsables y menciona lacónicamente que, si así hubiera sido, "los 50 miembros de su tripulación debieron haber tenido un tiempo agotador". Es mucho más probable que la enfermedad haya sido unos siglos más antigua y fuera común en los días de los romanos.

Los italianos llamaban a la sífilis "la enfermedad francesa"; otras naciones que sin duda incluían a los franceses, la llamaban la enfermedad flamenca, holandesa, castellana, portuguesa, persa, turca, alemana, rusa y polaca, o simplemente la sífilis.

Aunque la sífilis se ha erradicado recientemente en los países desarrollados, aún prevalecía en el tercer mundo. En algunas partes de África, el 20% de las mujeres embarazadas tienen sífilis. Si se diagnostica y trata a tiempo, la enfermedad puede curarse rápidamente, pero esto no siempre ocurre, por lo que los bebés que aún no han nacido están en peligro de contraer la enfermedad transmitida por su madre. Un ejemplo famoso de la historia es el del Rey Enrique VIII, quien se creía que había transmitido la sífilis a la esposa que tuvo a su único hijo. El niño murió siendo apenas un adolescente inmediatamente después de haber alcanzado el trono. La sífilis terminal fue preocupante para otras generaciones como ahora lo es el SIDA para nosotros. Las úlceras sifilíticas se desarrollan en la boca, senos, dedos, párpados y órganos sexuales. Los crecimientos en forma de hongos hacen erupción sobre el área genital y eventualmente invaden todos los sistemas del cuerpo: corazón, arterias, huesos, nervios y cerebro ocasionando lo que se llamaba "parálisis general del loco". Se aislaba a los sifílicos y con frecuencia se pensaba que tenían lepra.

Hoy en día, la sífilis se está incrementando de nuevo en muchas partes del mundo. Entre los años 2001 y 2002, las infecciones por sífilis en la Gran Bretaña se incrementaron en un tambaleante 63 por ciento.

Gonorrea

Otra ETS muy antigua es la gonorrea; de hecho, es probablemente la enfermedad más antigua. Los signos clínicos eran registrados por un emperador chino en el año 2337 a. C. y se mencionan en una placa de arcilla asiria. La gonorrea significa "flujo seminal", nombrado así por el médico romano Galeno, quien pensaba que el flujo blanquecino que salía del pene era líquido seminal, cuando en realidad era pus. Una uretra inflamada hace que la orina sea dolorosa, difícil o hasta imposible. El nombre francés para la gonorrea era *chaud pisse* (orina caliente). En ocasiones la gonorrea no presenta síntomas, ya que la persona infectada actúa como portador.

Los tratamientos para la gonorrea en el pasado eran horribles, con frecuencia empeoraban la situación. Por ejemplo, Rhazes, un médico persa del siglo nueve introducía catéteres de plata en la uretra de los pacientes con retención urinaria, lo cual sólo daba como resultado la propagación de la infección, tanto en el paciente como en la población. Los expertos médicos de aquellos tiempos recomendaban comer insectos vivos, pulgas y piojos para expulsar las emisiones nocivas. El daño a los tejidos era ocasionado por el mercurio, las preparaciones de arsénico o ácido y vino, brandy o agua de rosas inyectada en las áreas afectadas ocasionaba más estragos.

La mayoría de la gonorrea del último siglo, una infección bacterial, era curada rápidamente con antibióticos. Hoy en día, los crecientes índices de infección no son el único problema. La investigación reciente publicada en el Lancet, reportó que la resistencia de la gonorrea al antibiótico se incrementó del 3 a casi el 10 por ciento entre el 2001 y el 2002.

Ladillas

Las ladillas (*phthirus pubis*) es otra ITS que ha estado con nosotros por mucho tiempo, aunque es menos frecuente desde la época de la buena higiene. Las ladillas son piojos en el vello púbico y por lo general se transmiten sexualmente aunque pueden contagiarse por contacto físico cercano o compartiendo sábanas, cobijas o toallas. Las ladillas ocasionan comezón muy severa, pero hoy en día se puede erradicar fácilmente usando un shampoo o loción especial. En aquellos días de las posadas en los caminos con sábanas sucias, las ladillas abundaban y debieron haber ocasionado mucho sufrimiento. Se pueden ver fácilmente y sus blancos huevecillos (liendres) también se pueden ver adheridos al cabello.

Clamidia

Hace algunos años se identificó una forma diferente de gonorrea, una uretritis no gonocócica que probablemente ha estado por un largo periodo de tiempo. El culpable en ocasionar la infección es la *Chlamydia trachomitis*, una bacteria involucrada también en la enfermedad de tracoma ocular. La secuela más común de la clamidia es la inflamación de las trompas de Falopio (salpingitis) o enfermedad inflamatoria pélvica (EIP). La clamidia es una ITS muy común y una de las más serias, ya que puede ocasionar infertilidad en las mujeres.

La clamidia es un pequeño agente inflamatorio que se fija a la pared de la membrana del cérvix y se mueve hacia el tracto genital. La infección puede no mostrar síntomas pero daña las vías urinarias, lo que lleva, en algunos casos, a la esterilidad o al embarazo tubárico. Las parejas siempre resultan infectadas y, si es portador, también la pareja debe recibir tratamiento, de otra forma se puede volver a infectar. Los síntomas son flujo vaginal (con frecuencia presenta mal olor), micción dolorosa con comezón y sensación de quemazón, dolor abdominal y sangrado anormal.

La infección por clamidia puede ocasionar cáncer del cérvix, así que la citología es esencial para quien ha tenido clamidia. Esto comprende tomar unas cuantas células del cérvix y la vagina y examinar estas muestras para detectar cáncer en etapas tempranas. Si se contrae la clamidia durante el embarazo, el recién nacido está en peligro de contraer conjuntivitis o neumonía a través del contacto con las secreciones vaginales.

Herpes genital

Otra enfermedad que ha alcanzado proporciones epidémicas es el herpes genital. Es ocasionado por un virus y éstos no se controlan fácilmente con antibióticos. Los virus en general tienen dos formas de operar; trabajan tanto con el factor ADN o ARN en células; éstas son hebras de material que forman un patrón para la vida de la célula en todas las criaturas vivas. El problema con los fármacos que se utilizan para matar a un virus es que pueden matar también el material que da vida al ADN. Las vacunas funcionan mejor; alertan al sistema inmune para desarrollar anticuerpos para el virus o bacteria en particular. Esta es una forma efectiva de tender una trampa al invasor en su propia fortaleza.

Los virus del herpes son un grupo de cinco: dos tipos de herpes (tipos 1 y 2), la varicela y los virus del herpes, el citomegalovirus y la mononucleosis o enfermedad del beso. Los virus del herpes son lo suficientemente "inteligentes" para esconderse cuando atacan. El citomegalovirus, un tipo de herpes que puede matar a los bebés recién nacidos, tiene tanto éxito al tomar acción evasiva que nadie sabe muy bien en dónde se esconde. Muchos virus del herpes se esconden en células nerviosas o ganglios (colecciones de células nerviosas).

El herpes genital (tipo 2) es un tipo de enfermedad que se "prende y apaga". Cuando está "apagado", el virus ha migrado a las células nerviosas que están en el piso de la médula espinal. Cuando está "prendido" está bajo el área genital ocasionando erupciones, ampollas en el pene o en la vagina, fiebre e inflamación. Un primer ataque del virus del herpes toma sólo cuatro días en incubarse, lo que significa que el contacto sexual por lo general puede ser rastreado. En el pasado, el herpes genital se confundía probablemente con la sífilis, gonorrea, lepra y varicela. Hoy en día se puede realizar un examen patológico del líquido que se toma de las erupciones del herpes para confirmar el diagnóstico. En las mujeres se asocia el herpes genital con el riesgo de desarrollar cáncer de cérvix, el cual se puede tratar mientras se detecte a tiempo.

El herpes genital se repite con deprimente regularidad. La higiene personal ayuda a confinar las ulceraciones a un solo lugar. Si se puede reforzar los mecanismos naturales de defensa del cuerpo por medio de una buena dieta y una mezcla sensata de descanso y ejercicio, las repeticiones pueden ser menos frecuentes. La saliva es infecciosa, así que hay que evitar usarla como agente lubricante en la relación sexual. Mantener una buena higiene, particularmente si se tocan los ojos de los niños, la boca o el área genital.

El herpes labial es otro tipo de virus y una fuente de infección particularmente si se involucra algún tipo de sexo oral. Son muy comunes y se cree que de esta forma se puede adquirir algún tipo de inmunidad contra el herpes genital. Ambas formas de herpes se pueden transferir entre la boca y el área genital, inclusive hasta en los dedos. Los virus del herpes, una vez que se contraen, están en el sistema de por vida; se pueden tratar pero aún no hay una cura completa. Un fármaco llamado Acyclovir es de gran ayuda para aliviar los síntomas del herpes tanto primario como secundario.

VPH

El virus del papiloma humano (VPH) puede ocasionar verrugas genitales tanto en hombres como en mujeres, pero hay algunos tipos que son asintomáticos. Es una de las infecciones de transmisión sexual más común (otro tipo de virus ocasiona las verrugas comunes que se presentan en cualquier otra parte del cuerpo). Las verrugas pueden ser visibles y aparecer como una protuberancia plana pequeña y suave o más grandes con la apariencia de una coliflor. Pueden dar comezón pero por lo general no ocasionan dolor. El virus puede estar inactivo por semanas, meses o inclusive hasta por años después de haberse infectado. Las verrugas pueden quitarse por medio de congelación o tratamiento láser o se puede recetar un líquido o crema como el Podophyllotoxin. Desafortunadamente, su eliminación no previene necesariamente la propagación del virus ni garantiza que las verrugas no se vuelvan a presentar. Se debe evitar el contacto sexual después del tratamiento hasta que el área haya sanado. El VPH se transmite más fácilmente a otra persona cuando hay presentes verrugas visibles. Por esta razón, mientras estén presentes las verrugas y por al menos tres meses después del tratamiento, es aconsejable el uso del condón para evitar que la infección se vuelva a presentar.

Es importante notar que el tipo de VPH que es asintomático, lo que significa que aquellos infectados no presentan síntomas, mucha gente no está consciente de que lo padece. En las mujeres que están infectadas, este tipo de VPH puede llevar a cambios anormales en las células del cérvix (cuello del útero). Esta neoplasia intraepitelial del cérvix (NIC) no es cáncer, pero en algunas mujeres puede desarrollarse en cáncer si no se trata, por lo que es importante que las mujeres se realicen exámenes citológicos con regularidad. El tratamiento para el NIC es muy efectivo y el riesgo de repetirlo después de su tratamiento es bajo.

Hepatitis A

La hepatitis A (VHA) es un virus que reside en las heces fecales y puede transmitirse por una mano contaminada que pasa la infección a la boca. Puede adquirirse de comida o agua infectada, pero también por medio de sexo oral-anal. Cualquier forma de hepatitis puede causar daño a las células del hígado, lo que puede ocasionar cirrosis o cáncer. Algunas personas no presentan síntomas pero pueden transmitir el virus. Un suero inmune hecho de anticuerpos de hepatitis A (gamma globulina) es de gran ayuda para disminuir la severidad de la enfermedad. Si se tiene conocimiento de haber estado en contacto con la hepatitis A, se debe de ir inmediatamente al doctor y no esperar a que aparezcan los síntomas.

La hepatitis A es una infección común en muchas partes del mundo, por lo que es muy importante estar inmunizado si se viaja a un país con un alto índice de hepatitis A.

Hepatitis B

La hepatitis B (VHB) puede ocasionar la enfermedad crónica del hígado y cáncer. Es muy común en todo el mundo y altamente infecciosa. Se puede transmitir por tener sexo sin protección, compartiendo agujas o equipo que se utiliza para hacer tatuajes, acupuntura o perforaciones en el cuerpo; también la puede transmitir una madre infectada a su bebé o a través de una transfusión sanguínea en un país en donde la sangre no se ha sometido a exámenes para ver si tiene el virus. Los síntomas pueden ser parecidos a una gripe y también cansancio, diarrea, náusea y vómito, pérdida del apetito y de peso. La piel puede presentar ictericia y comezón. Algunas personas pueden no presentar estos síntomas y aún así transmitir el virus.

El diagnóstico se realiza por medio de un examen sanguíneo sencillo; si se está infectado debe usarse un condón durante la relación sexual y se debe inmunizar a la pareja. También se debe limitar la cantidad de alcohol que se ingiere y evitar compartir los cepillos de dientes o equipo para rasurarse.

La gente que se considera estar en un alto riesgo de adquirir el virus, como las parteras, pueden recibir inmunización por parte de las clínicas de salud sexual o de sus médicos de cabecera. Los bebés de madres infectadas con el VHB deben ser inmunizados al momento de dar a luz para prevenir la infección.

VIH / SIDA

VIH significa Virus de Inmunodeficiencia Humana. Este virus puede dañar el sistema inmune del cuerpo, por lo que no se puede luchar contra ciertas infecciones. Una persona infectada con VIH no tiene SIDA (Síndrome de Inmuno Deficiencia Adquirida) hasta que el virus daña seriamente su sistema inmune haciendo sucumbir a un rango de infección, lo que puede llevar a la muerte.

En un ser humano saludable, las células especiales (células T) recorren el cuerpo como una fuerza policial matando a cualquier célula "salvaje" que no se produce como era de esperarse. El VIH afecta a este sistema inmune, quitándole el poder para enfrentarse a los organismos infecciosos. Debilita las defensas del cuerpo, por lo que las enfermedades como la neumonía y otras infecciones se pueden introducir; a estas infecciones se les conoce como enfermedades oportunistas por obvias razones.

El SIDA se reconoció por primera vez en 1981; desde entonces casi 40 millones de personas alrededor del mundo han sido infectadas con VIH y casi un tercio de ellas ha muerto. Aún no hay cura para el VIH aunque han mejorado los desarrollos en su tratamiento y mejorado la expectativa de vida para muchas personas diagnosticadas con VIH en el Reino Unido.

El virus del VIH está presente en los líquidos corporales de una persona infectada y se transmite por medio del acto sexual sin protección con esa persona o usando agujas infectadas con el virus o recibiendo sangre infectada u órganos donados como parte del tratamiento médico. También se puede transmitir de una mujer con VIH a su bebé antes o después del nacimiento y también por medio de la lactancia. Ha habido una reacción exagerada hacia el VIH/SIDA. Los asientos de los baños no son una fuente de infección a menos que –como un escritor asentó–; que dos personas ocupen juntas ese asiento. Tampoco parece que el virus se propague por insectos como los mosquitos. Hoy en día a toda la sangre de los bancos de sangre del Reino Unido se les hace una prueba del virus para eliminar el riesgo de recibir sangre contaminada en una transfusión.

La infección del VIH se diagnostica tomando una muestra sanguínea que luego se comprueba para los anticuerpos del virus. Hoy en día se ofrecen pruebas a todas las mujeres embarazadas en Inglaterra como parte de su cuidado prenatal. Si el resultado es positivo, se deben seguir algunos pasos para reducir la probabilidad de que pase la infección a su bebé a través del uso de fármacos antirretrovirales, dando a luz por cesárea y evitando la lactancia.

Practicar sexo seguro usando condones es una medida preventiva contra el VIH, pero ya que el condón no da protección total en cada caso en particular (puede haber un pequeño agujero en él y los virus son 500 veces más pequeños que los espermas), es muy importante saber y confiar en la pareja sexual.

Muchos fluidos vaginales son ocasionados por infecciones menores, las que, a pesar de ser contagiosas, no se contraen necesariamente a través del contacto sexual. Estas infecciones comunes ocasionan inflamación vaginal.

Tricomoniasis

La infección tricomoniasis (en ocasiones llamada TV) es ocasionada por un parásito flagelo (lo que significa que tiene una cola que lo hace impulsarse hacia delante como un esperma). Es muy sensible a la cantidad de acidez en las secreciones vaginales y puede no presentar síntomas mientras vive en la vagina hasta que ocurra algún cambio como la menstruación, el contacto sexual o una enfermedad. Cuando la acidez vaginal se incrementa, los parásitos se multiplican y pueden invadir otro territorio como la uretra. Hay fluido vaginal abundante ligeramente verdoso y espumoso y hay comezón en la entrada de la vagina. El contacto sexual puede transmitir la tricomoniasis a la pareja sexual, por lo que es normal que ambas personas sean tratadas para esta enfermedad.

Candida albicans (aftas)

La mayoría de la gente ha escuchado del organismo tipo hongo llamado Candida albicans o afta, que crece en conjunto en la vagina y desarrolla grandes hilos de fluido como queso derretido. El organismo se alimenta de glucógeno y en los diabéticos puede ser alto el glucógeno al orinar. Las aftas ocasionan comezón en las mujeres e irritación bajo el prepucio del hombre. Puede ocasionar aftas orales en los bebés recién nacidos. Por lo general Candida vive en la boca, los intestinos y la vagina sin causar mucho daño, pero puede causar disturbios en el sistema. Con frecuencia responde al tratamiento con medicamentos o al control de la dieta.

Vaginitis no específica

Esta es una afección femenina aunque los hombres pueden llevar la bacteria pero no presentan síntomas. Hay comezón y un fluido grisáceo con un olor muy fuerte como a pescado y la pared vaginal se ve como si tuviera una cubierta harinosa. Se puede curar con tratamiento a base de fármacos.

La comezón y el enrojecimiento en la entrada de la vagina no significan necesariamente que se tiene una ETS. Este tipo de picazón que por lo general empeora de noche, puede ser psicológica o inclusive puede deberse a la frustración sexual. No hay que rascarse, hay que esperar que desaparezca; una aplicación de crema con vitamina E o Savlon puede disminuir la comezón, pero siempre hay que buscar ayuda médica.

Hay dos condiciones, la cistitis y la mononucleosis que se podrían contraer sin saber de donde provienen. No son ETS pero pueden haberse agravado con el contacto sexual, particularmente en el caso de la cistitis.

Cistitis

La cistitis puede ser ocasionada por una bacteria (*Escherichia coli*) que crece, sin causar daño, en los intestinos. Si esta bacteria entra en la uretra y la vejiga, puede ocasionar una infección. Se puede prevenir al limpiarse de adelante hacia atrás después de orinar o defecar, no de atrás para adelante. Las mujeres embarazadas son más propensas a la cistitis que la demás gente, al igual que los diabéticos y la gente mayor.

Aunque la cistitis no es una enfermedad de transmisión sexual, puede desencadenarse por contacto sexual, el cual puede ocasionar moretones en la vagina y daño a la uretra y esto probablemente puede crear una infección en el sistema urinario. La infección puede viajar hacia los riñones, lo que ocasiona dolor agudo. La infección de la vejiga *per se* es incómoda y ocasionalmente provoca fiebre o náusea, pero principalmente hay una sensación de urgencia o de querer ir con frecuencia al baño. La razón de esto es que la membrana mucosa de la vejiga se inflama y las pequeñas terminales nerviosas que recuerdan que la vejiga se está llenando o está llena tienden a estimularse todo el tiempo. En ocasiones hay sangrado en la orina, síntoma muy alarmante pero por lo general sólo es temporal.

La cistitis se puede diagnosticar con una muestra de orina y tratarse con antibióticos. Se puede ayudar tomando grandes cantidades de agua. Algunas mujeres también toman jugo de arándano o poca agua y pueden curar un ataque, y hay tratamientos complementarios o alternativos como la aromaterapia que tal vez valga la pena investigar.

Mononucleosis (fiebre glandular)

La mononucleosis es ocasionada por un virus que pertenece a la familia del herpes. Vive en la garganta y sus síntomas son fiebre, glándulas inflamadas y cansancio pasajero. La mononucleosis también es conocida como fiebre glandular o enfermedad del beso. No se reconoció sino hasta la década de 1880 y con frecuencia se le confundía con leucemia. La mononucleosis se puede transmitir por la sangre, pero se contagia principalmente por medio de la saliva. El virus no puede sobrevivir a menos que tenga un ambiente cálido y húmedo. Al toser las partículas del virus, éstas mueren. La enfermedad no es demasiado seria, ya que por lo general desaparece de 2 a 6 semanas, pero puede repetir y es debilitante. Es particularmente común entre los adolescentes y puede arruinar las oportunidades de que un estudiante tenga éxito en los exámenes.

Dolor después de la enfermedad inflamatoria pélvica (EIP)

Las infecciones que involucran los órganos reproductores pueden ocasionar adherencias, un tipo de goma de una pieza de tejido que se adhiere a otra. Cuando el movimiento estira estas adherencias, éstas duelen. Ya que el sistema urinario y los intestinos están tan cerca de los órganos reproductores, también pueden verse afectados.

La fisioterapia puede ayudar a las mujeres en la fase posinflamatoria de esta condición. Con el uso de terapia interferencial (TIF), las adherencias con frecuencia se pueden romper o disolver. Las mujeres jóvenes que han recibido tratamiento por esta infección antes de que pueda ocasionar mucho daño por lo general responden muy rápidamente a la ayuda extra que los fisioterapeutas pueden ofrecer porque sus tejidos son jóvenes.

Hay algunos estudios que muestran que usar los dispositivos intrauterinos (DIU) como método anticonceptivo incrementará el riesgo de la EIP porque el hilo de cobre del DIU puede ser el vehículo de organismos infecciosos que pueden acceder al útero y las trompas de Falopio. La sangre menstrual alimenta a la bacteria, pero la buena higiene y la práctica de sexo seguro es un largo camino hacia la prevención.

Una infección EIP que involucra las trompas de Falopio se llama salpingitis. Se produce pus en las trompas y ésta se puede derramar en toda la cavidad pélvica.

El dolor pélvico puede ser agudo o sólo un dolor crónico. Con frecuencia empeora con el contacto sexual con cualquier movimiento pélvico. El dolor en la pelvis puede ser sintomático o un embarazo tubárico (ectópico) o apendicitis, así que es importante que un doctor haga un chequeo y un diagnóstico preciso.

La fisioterapia es un tratamiento posterior. En ocasiones los efectos posteriores de la EIP duran por meses presentando dolor persistente y sensibilidad abdominal. Las máquinas eléctricas de los fisioterapeutas dan un rango de tratamientos antidolor. Las corrientes eléctricas tienen un efecto iónico especial que promueve la curación a nivel celular.

Infertilidad

Si el sistema reproductor de una mujer está estropeado por infecciones repetidas, sus oportunidades de producir un óvulo fertilizado

Cómo evitar las ITS y los problemas genitales

Hay cuatro reglas de oro para observar. Estas son:
- Saber que ni la pareja ni uno mismo están infectados con alguna ITS o usar la protección de un condón (los condones están disponibles en farmacias, supermercados y máquinas en baños públicos).
- Nunca compartir agujas. Compartir agujas es muy peligroso.
- Si se trabaja en el área médica, evitar heridas de pinchazos con agujas.
- Entender que no se está en riesgo al tener contacto social ordinario con personas infectadas con VIH/SIDA.

Además:
- Mantener una buena higiene. Lavar el área genital al menos una vez al día y con más frecuencia si es necesario (algunas mujeres necesitan lavarse después de evacuar para prevenir la cistitis).
- No usar ropa interior de nylon, pues fomenta la humedad en la región genital, lo que hace un clima húmedo cálido ideal para organismos como las aftas. Usar pantaletas de algodón y escoger pantimedias con puente de algodón.
- Si piensa que tiene una ITS, visitar al doctor. En el Reino Unido se pueden encontrar detalles de la clínica de salud sexual más cercana en el directorio telefónico como medicina genito-urinaria (MGU), enfermedades de transmisión sexual (ETS) o enfermedades venéreas (EV). O se puede llamar al hospital local y preguntar por una clínica MGU. Su pareja necesitará ser identificada y tratada si se confirma que tiene una ITS.
- La presión hace que muchas niñas tengan contacto sexual antes de lo que en realidad desean. Piensen con mucho cuidado antes de decir que sí; es su cuerpo y ustedes tienen el derecho de elegir.
- Intentar evitar el contacto genital hasta tener una relación estable y sentir que se puede confiar en su pareja.
- Evitar cualquier forma de sexo oral-genital al tener una infección. Los gérmenes bucales se pueden transmitir a la vagina o la uretra y viceversa.
- Si siente comezón, sensación de quemazón o dolor en la abertura vaginal o en la abertura uretral o cualquier característica inusual como erupciones o ampollas en la región genital, visitar al doctor y pedir que le diagnostiquen el problema profesionalmente.

en el útero pueden ser remotas. Cerca del 70% de las mujeres con las trompas de Falopio bloqueadas han tenido en alguna ocasión una infección de clamidia, aunque muchas pueden no haber estado conscientes de ello. En algunos casos, las medidas quirúrgicas para remover el bloqueo pueden tener éxito pero en otras se puede sugerir la fertilización invitro (FIV), que involucra un ciclo de fármacos para estimular que los ovarios produzcan óvulos, los cuales se pueden recuperar generalmente con la dirección de un ultrasonido y la concepción se lleva a cabo en el laboratorio aproximadamente de 72 a 80 horas después de que los embriones son reemplazados en el útero a través del cérvix. El riesgo de embarazos múltiples depende del número de embriones reemplazados.

Los problemas de ovulación son otra razón para la infertilidad femenina. Con frecuencia el tratamiento con fármacos ayuda a los ovarios a comenzar de nuevo la ovulación, aunque se puede incrementar el riesgo de un embarazo múltiple. El síndrome ovárico poliquístico (SOPQ) es el trastorno hormonal más común entre las mujeres premenopáusicas y afectará a una de cada cinco mujeres durante su vida; es la causa principal de infertilidad debido a la falta de ovulación. La endometriosis, en la que partes del endometrio (tejido que recubre la pared del útero) se encuentran en los ovarios y en otras partes dentro de la pelvis, es otra condición que puede ocasionar infertilidad, dependiendo de su severidad. En casos severos se puede requerir cirugía para remover toda la endometriosis, ya sea cortándola o quemándola con diatermia o láser, dejando lo más posible de tejido ovárico normal.

Por supuesto que la infertilidad no es sólo un problema femenino. En casi el 30% de las parejas infértiles, el problema es la producción de esperma del hombre y casi el 30% el problema son las mujeres y el resto es un problema de ambos o la causa es desconocida.

La infertilidad puede ser frustrante y estresante, y el estrés puede ser un factor en sí. En el 60% de los casos en que las parejas han experimentado infertilidad inexplicada por más de 3 años, la mujer quedará embarazada los siguientes 3 años sin ningún tratamiento. La mente inconsciente es el elemento desconocido en la ecuación; mantiene a todos los investigadores médicos adivinando cuánto se le puede atribuir a la ciencia y cuánto a la esquiva psique humana.

Control natal

Desde el último siglo, las mujeres se han liberado del embarazo obligatorio; pueden escoger cuándo embarazarse y cuántos hijos tener. Estas elecciones dan vigor al embarazo y una mayor oportunidad de satisfacción.

En el pasado, las mujeres literalmente se agotaban ginecológicamente porque la concepción no se entendía por completo. Se hicieron intentos por prevenir la concepción, inclusive desde las comunidades de la edad de piedra. Las mujeres primitivas probablemente tenían un promedio de cinco hijos con diferencias de 3 o 4 años entre ellos, lo que les daba un descanso de la menstruación para la mejor parte de los veinte años mientras amamantaban por un largo periodo usando anticonceptivos de su propia naturaleza.

Las tasas de nacimiento fluctúan por razones políticas, económicas y sociales. Durante la década del 1930, la tasa de nacimiento en los Estados Unidos disminuyó, a pesar del hecho de que aún no había métodos confiables de control de la natalidad; este índice se incrementó después de la Segunda Guerra Mundial, cayendo de nuevo en los años sesenta, cuando el "Cero Crecimiento de la Población" (ZPG) era el credo.

La práctica moderna de los hombres que toman alguna responsabilidad para limitar la familia es ahora muy común en países con sobrepoblación. La esterilización quirúrgica de los hombres es un proceso relativamente simple y sin dolor. Con la vasectomía se cortan y unen los dos conductos deferentes o conductos espermáticos, por lo que el esperma no puede viajar desde los testículos hasta el pene. La vasectomía no afecta la realización sexual del hombre; éste continúa teniendo las mismas erecciones y eyaculaciones, pero no puede embarazar a una mujer a menos que sus conductos se unan de nuevo, pero no se garantiza el éxito.

En el pasado los hombres usaban el coitus interruptus como medio de prevenir el embarazo. Se considera que este método es 50% efectivo, pero las mujeres modernas no lo considerarían como bueno. El condón tiene un mejor registro.

Abstinencia

Los doctores dicen con frecuencia que si le preguntan a una joven si disfrutó su primera experiencia sexual, dice que no (por supuesto que ella no se lo dirá a su novio). Esto es exactamente lo que se debería esperar encontrar por tres razones: ella está avergonzada de alguna forma; el hombre pudo haber sido un extraño virtual; ella esperaba demasiado (la publicidad ha hecho creer que el sexo es todo lo que las mujeres esperan y una explosión de placer); o la lastimaron.

Si a una mujer se le pregunta después de haber formado una relación estable y satisfactoria, la respuesta sería en muchos casos "sí".

¿También las adolescentes en verdad quieren hacerlo todo? Las chicas se entregan a la persuasión masculina por una variedad de razones, en ocasiones el alcohol puede tener algo que ver con ello y hasta pueden haber tomado la iniciativa en nuestra sociedad moderna sexualmente liberada. Los jóvenes, adolescentes y adultos son inseguros y sus proezas sexuales en ocasiones se usan para probarse a sí mismos y a sus compañeros, pero si se desarrolla una relación que vale la pena, la mujer en cuestión se vuelve más importante que los amigos.

Hay una tendencia en pensar que si no se usan sus atributos corporales, se puede perder la habilidad. En cuanto al sexo esto no es cierto; la habilidad sexual no se atrofia. El sexo es un cliente tímido y para aprovecharlo al máximo, se necesita atraer trayéndolo lentamente hasta que florezca por completo. El antiguo periodo de cortejo que comenzaba con paseos, pláticas, luego tocando más íntimamente tenía mucho que decir en esto. Se excitaban los sentidos y se hacía el amor como premio al final de un largo y agradable aprendizaje.

Nosotros mismos hemos sacado el romance del sexo; lo hemos hecho un asunto prosaico de cada día. Al reservar sus "favores", una mujer tenía dominio y misterio. Algunos psicólogos que tratan problemas sexuales en donde el hombre es impotente o la mujer frígida, tienen una rutina que cura la aflicción por medio de un proceso que sólo se puede llamar "tortura". En la primera semana solamente se permite el ligero tacto entre la pareja. Se prohíbe la relación sexual hasta que finalmente después de un largo periodo de prohibición se les "permite" tener sexo de verdad. ¡Por lo general funciona! El humano es un animal opuesto.

La primera vez

Un mito (en ocasiones utilizado como truco de confidencia) es que una chica no se va a embarazar si es la primera vez que tiene relaciones sexuales. Este error probablemente proviene de tanta importancia que se le ha dado al himen. Si esta membrana que cubre la abertura de la vagina, que se puede desgarrar o romper durante el primer encuentro sexual, está inclusive un poco abierto, como con frecuencia es en la pubertad, los espermas pueden caminar directo al útero. Hay que recordar que los espermas pueden nadar; no les gusta nuestro mundo frío, hostil, sino que prefieren la oscuridad y la cálida humedad del útero y los adolescentes necesitan protegerse en lugar de dejarlo al destino o a la buena suerte.

Es bien sabido que muchos adolescentes tienen relaciones sexuales sin un condón. Esto podría ser porque se siente mejor sin tener un impedimento artificial entre dos personas que quieren estar lo más cerca posible, pues los encuentros sexuales con frecuencia "ocurren" sin planearlos o porque creen en algún tipo de folclore que circula acerca del sexo de que no se puede "salir con la suya" en ciertas circunstancias. Este folclore incluye algunas de las siguientes creencias:

- Si el hombre retira su pene antes de eyacular, no ocurrirá el embarazo. FALSO y muy riesgoso. Puede derramar semen inadvertidamente en la entrada de la vagina.

- Tener relaciones sexuales cuando la menstruación está terminando es seguro. FALSO. Algunas mujeres ovulan tempranamente y los espermas pueden vivir por unos días.

- Ducharse después del contacto sexual ayuda a proteger. FALSO. Los espermas ya nadaron hacia arriba desde el momento de la eyaculación. Ducharse es mucho más lento para detener a estos nadadores de estilo libre.

- Orinar después de la relación protege. FALSO. La micción en la mujer ocurre por un conducto diferente. No puede lavar a los espermas y expulsarlos.

La planificación moderna contra el embarazo está asistida por una amplia elección de métodos anticonceptivos, incluyendo el condón, la píldora, el diafragma y el dispositivo intrauterino (DIU) de estos, el condón ofrece la mejor protección contra las ETS.

El condón

¿Qué tan seguros son los condones como anticonceptivos? Cerca del 98% si se usan correctamente y también protegen contra una gran cantidad de ETS. El condón masculino se debe desenrollar sobre el pene erecto y la vagina debe estar lubricada antes de que se inserte el pene (tanto por las propias secreciones o con un lubricante, como el gel KY). Se debe dejar un pequeño espacio al final del condón para el semen, de otra forma saldrá con dificultad al pasar el pene. Mientras se retira, el hombre debe sostener el condón para que su contenido no se derrame. No se debe permitir que el semen entre en contacto con la vagina.

Los condones femeninos están hechos de plástico delgado, suave y lubricado que recubre la vagina al colocarse. La parte cerrada del condón se inserta en lo alto de la vagina, mientras que la parte abierta, el anillo exterior se coloca fuera de ella; para retirarlo después del sexo, el anillo exterior se retuerce para mantener el semen dentro y se extrae el condón.

La píldora

La píldora anticonceptiva es probablemente el método más seguro conocido para prevenir el embarazo –tiene sólo un 0.25 por ciento de índice de fallas. Algunas mujeres experimentan efectos secundarios –efectos que incluyen depresión, sobrepeso, pérdida de la libido y una tendencia a la trombosis, pero hay muchos tipos de píldoras (e.g., la píldora de progesterona o la píldora combinada, que contiene dos hormonas, estrógeno y progestógeno) y se puede seleccionar una que se adapte a cada mujer.

La mayoría de los doctores prescriben una píldora anticonceptiva no importando si las mujeres tengan o no una relación estable. Sin embargo, hay algunas condiciones que pueden hacer que tomar la píldora sea poco recomendable; estas condiciones incluyen: enfermedad del hígado, tumores de seno o en los órganos genitales, diabetes o enfermedades del corazón.

Una de las grandes ventajas de la píldora es que no hace nada para eliminar el placer del sexo y, si se usa de acuerdo a las instrucciones, es más del 99 por ciento segura contra el embarazo (pero no contra las ETS).

La píldora del día siguiente (o PDS)

La píldora del día siguiente es el tipo más común de anticonceptivo de emergencia y es particularmente valiosa en casos de violación. Desde el 2001 ha estado disponible sin receta en las farmacias de Gran Bretaña para mujeres de 16 años en adelante. También se proporciona gratuitamente con receta en las clínicas de salud o en clínicas de planificación familiar. Su uso no está confinado a la mañana siguiente, sino a 72 horas después de tener sexo sin protección; por esta razón ahora se le nombra píldora poscoital. Si se toma dentro de las 24 horas siguientes previene cerca del 95 por ciento de los embarazos; su efectividad, a partir de ahí disminuye a un 58 por ciento estimado si se toma dentro de 48 a 72 horas, así que es importante tomar la primera dosis lo más pronto posible.

El tipo antiguo de píldora del día siguiente, que ya no está disponible, contenía grandes dosis de estrógeno y progestógeno, lo que provocaba efectos secundarios como náuseas, dolor de cabeza, diarrea y mareos. La nueva píldora contiene sólo progestógeno que causa muy pocos efectos secundarios. Funciona evitando que se libere un óvulo o deteniendo un óvulo fertilizado de su implante en el útero.

Implante anticonceptivo

El implante anticonceptivo es un tubo pequeño, flexible casi del tamaño de una horquilla. Un doctor o enfermera con experiencia lo inserta bajo la piel en la parte superior del brazo y lentamente libera la hormona progestógeno. Es casi 99% efectivo y funciona por 3 años.

Inyecciones anticonceptivas

Las inyecciones anticonceptivas contienen progestógeno y son 99% efectivas. Se inyectan en un músculo y la hormona se libera muy lentamente en el cuerpo, dando protección por dos o tres meses, dependiendo del tipo de inyección.

Espumas, cremas, esponjas impregnadas

Estas sustancias espermicidas están hechas para matar a los espermas, pero pueden dejar a algunos vivos. Es mejor usar un agente espermicida con un condón o un diafragma para tener doble protección.

Diafragma

Un diafragma es un tipo de capuchón que se adapta al cérvix y previene que el esperma entre en el útero. Es más recomendado para mujeres que tienen una vagina amplia, ya que es la mujer quien lo tiene que insertar (primero bajo la dirección de un doctor) y se debe ajustar. Las mujeres que han tenido bebés pueden usar muy bien estos dispositivos, pero su inserción puede ser difícil para las adolescentes cuya vagina es probablemente angosta.

Dispositivo intrauterino (DIU)

Un dispositivo intrauterino evita que el óvulo se aloje en la pared uterina. Está hecho de plástico y cobre y un doctor o enfermera son quienes lo insertan. El DIU es del 98 a más del 99% efectivo y da protección por cinco años.

El "periodo seguro" o planificación familiar natural (PFN)

Hay varias formas de calcular cuál es el tiempo más seguro del mes para tener relaciones sexuales. Las adolescentes cuyos periodos con frecuencia son irregulares, pueden tener dificultad para determinar el momento seguro. El objetivo es evitar tener relaciones sexuales al momento de la ovulación, unos días antes y unos días después. La ovulación se puede detectar observando los cambios en la mucosa vaginal; ésta es más húmeda y más resbalosa si se está ovulando. Alternadamente, lo primero que se puede hacer en la mañana es tomar la temperatura antes de levantarse; ésta aumenta un poco durante la ovulación y permanece ligeramente más elevada hasta el siguiente periodo (si hay embarazo no disminuye). O se puede examinar el cérvix; generalmente se siente como la punta de la nariz, pero si se está ovulando, se siente más suave. Ninguno de estos métodos son muy fáciles y todos tienen un poco de molestia.

Hay juegos o equipos que están disponibles de forma comercial, facilitan el trabajo y en pruebas europeas se ha comprobado que son 94% efectivos. El sistema Persona está disponible en farmacias de prestigio y consiste en un pequeño monitor computarizado de bolsillo con tiras desechables para muestras de orina. El monitor usa una fecha incorporada de miles de mujeres más la información química que cada quien le da insertando las tiras de muestra de orina ocho días al mes. Estas tiras colectan las hormonas de la orina y las convierten de forma que el monitor las pueda leer. El monitor lee, almacena y usa la información para decir cuáles son los días fértiles y cuándo es más probable que quede embarazada; así se puede evitar tener relaciones sexuales durante este tiempo. No se recomienda este sistema para mujeres con periodos irregulares o que estén amamantando o que estén cerca de la menopausia (el sistema puede obviamente ser útil cuando se está intentando quedar embarazada, pues permite precisar el mejor momento para concebir).

El método del "periodo seguro" no es tan confiable como algunos otros métodos anticonceptivos. Es bueno para las relaciones estables en las que el embarazo no sería una calamidad, pero lleno de riesgos para relaciones pasajeras o casuales.

Concepción

La frecuencia de las relaciones sexuales aumenta la oportunidad de la concepción y la mayoría del periodo fértil de la vida de una mujer es cuando está a mediados de los veinte años. Si quiere embarazarse en un cierto momento o se tienen dificultades para embarazarse, se pueden incrementar las oportunidades para observar la mucosa vaginal. Como ya se mencionó en la sección de "periodo seguro", la mucosa cervical hace más largo el "hilo" justo antes de la ovulación. Es delgada, húmeda y transparente y el cérvix está suave y un poco abierto. Otra forma de incrementar las oportunidades de embarazarse es registrando la temperatura corporal basal cada día antes de levantarse de la cama. La temperatura de una mujer se incrementa ligeramente en la ovulación y la fertilización es más probable justo antes de este momento. Si se ha concebido, la temperatura permanece en el nivel más alto. Por supuesto también se puede usar un equipo comercial como el que se describió en la sección anterior para determinar los días en los que es más probable concebir.

Después de la anticoncepción

La anticoncepción es susceptible al error humano. Inclusive la píldora, que es el método más seguro puede fallar, pues se puede olvidar tomarla. Los métodos de "ritmo" natural son más del 30% inseguros debido a todos los tipos de error humano.

Una vez que ha ocurrido la concepción, una mujer se enfrenta con tres opciones: se puede conformar con el embarazo, el aborto o la adopción. Aunque sea joven, abortar a un feto es quitar una vida y hay mucha gente que condena esta acción, pero puede ser médicamente o psicológicamente la decisión correcta.

Aborto

En situaciones criminales, como un incesto o violación, una mujer es muy vulnerable. Un embarazo que resulta de cualquiera de esas dos causas, es una buena razón para tener un aborto y la ley lo reconoce. Las mujeres pueden protegerse sabiendo reconocerlo al momento de recibir la propuesta. Evitar lugares solitarios, verse seria mientras camina por la calle y ser cautelosa del comportamiento sospechoso. Si la atrapan grite, pelee o corra. Si ha sido atacada sexualmente y está preocupada de que pueda estar embarazada, la píldora del día siguiente o la píldora poscoital es efectiva para detener el embarazo si se toma dentro de las 72 horas después del ataque, mientras más pronto mejor.

Un feto es considerado viable por la Organización Mundial de la Salud si tiene 22 semanas o 500 gramos de peso. Esto no significa que vivirá si nace entonces, pues la vida de un bebé tan diminuto es muy incierta. Si se tiene que realizar un aborto, mientras más pronto sea es mejor. Hay una técnica llamada regulación menstrual o aspiración, la cual se realiza dentro de la cuarta o sexta semana después del último periodo antes de confiar en las pruebas de embarazo. Es un procedimiento simple que requiere sólo anestesia local, pero una desventaja es que algunas pacientes lo harán innecesariamente para no quedar embarazadas. Las prostaglandinas son otras sustancias que se pueden utilizar para hincar las contracciones del útero cuando se necesita más fuerza que sólo succión para sacar al óvulo implantado del útero. Pueden ocurrir efectos secundarios como vómito, calambres abdominales; puede haber escalofríos y sangrados, así que el procedimiento lo debe realizar un practicante médico registrado que pueda prevenir el sufrimiento posible o tratarlo si éste se presenta.

El aborto terapéutico requiere que sea médicamente necesario, ya que amenaza la vida de la mujer o la psique (como en un caso de violación) o cuando el niño esté propenso a ser sumamente anormal. Las leyes varían en su actitud hacia el aborto; los países pueden ser liberales o todo lo contrario en cuanto a lo que permiten. En Inglaterra, Gales y Escocia, una mujer puede tener un aborto legalmente con más de veinticuatro semanas de embarazo con el acuerdo de dos doctores, pero es mejor si el aborto ocurre dentro de las primeras catorce semanas.

Aborto séptico significa que el útero se ha infectado, por lo general de un aborto clandestino. La conmoción endotóxica puede seguir de una infección en el útero y puede llevar a la muerte.

El aborto prematuro puede ser una salida para algunas, pero si se deja hasta después de que se sienten movimientos, la joven madre en potencia puede haber desarrollado un muy fuerte lazo inconsciente con el niño. Se ha sabido que algunos adolescentes muestran depresión profunda al final de los nueve meses y un posible resultado posterior de la "privación" es otro embarazo en rápida sucesión.

Adopción

Algunas mujeres jóvenes se embarazan sin darse cuenta; si se ha dado cuenta muy tarde que está embarazada, se puede estar completamente desprevenida para ello. Yo una vez tuve que platicar acerca del parto y nacimiento a una adolescente que tenía siete meses de embarazo; creía que los movimientos del bebé (muy fuertes para entonces) eran indigestión. Esto no es tan raro como se podría pensar, algunas mujeres saben que están embarazadas pero aplazan las cosas hasta que es tarde para un aborto.

Las mujeres aún se pueden retractar de tener a un niño y no hay necesidad de tener sentimientos de culpa por hacerlo. Una de mis clientas en las clases prenatales iba a dar a su bebé en adopción porque estaba a mitad de una brillante carrera en el ejército; ella había pensado en todo y tomó su decisión con calma. Cuando dio a luz, el personal del hospital la alentó para que sostuviera y alimentara a su bebé. Esta joven mujer de mente fuerte no titubeó de su decisión inicial pero eso no le hizo las cosas más fáciles.

Hoy en día, a muchas mujeres jóvenes independientes en cierta medida se les ha condicionado para cuidar a sus bebés. Hace cuarenta o más años, la situación era muy diferente; las parejas adecuadas que no tenían hijos podían adoptar a un niño que deseaban mucho con relativa facilidad. El clima de opinión ha cambiado, en parte porque ahora se considera aceptable tener un bebé fuera del matrimonio y en parte porque se cree que la madre natural es la mejor para criar al niño. No todas las mujeres jóvenes son aptas para criar a un niño, ni siquiera las adolescentes mayores. Los psicólogos han notado que después de un año, ya que el niño se vuelve más y más demandante, la principal responsabilidad con frecuencia se le da a la mamá o a la abuela. Esperar que una niña sea una madre adecuada en una edad inmadura es pedirle que sea completamente generosa. Una madre adolescente puede tener que deshacerse de la oportunidad de encontrar un buen trabajo, una vida social normal o de tener más educación; sus planes y sueños pueden tener que esperar. Ella siempre está a la disposición y a la llamada de otro ser humano demandante e inmaduro. En ocasiones esto lleva al enojo y amargura y tanto la madre adolescente como el hijo sufren.

Dar a un niño en adopción siempre es un problema. Los familiares y consejeros sólo pueden apoyar. La decisión en realidad puede ser sólo de la madre a menos que haya algún tipo de control médico previniéndola de quedarse con el bebé. Los sentimientos maternales en ocasiones se desarrollan en una etapa muy temprana y muchas adolescentes tienen éxito al empezar una familia. Después de todo, en el pasado era común estar casado a los 16 y tener dos o tres hijos a los veinte años. Sin embargo, es un asunto diferente si se es madre soltera, particularmente si no se tiene una familia grande dispuesta a compartir la responsabilidad. La adolescente casada o niña en una relación estable, no de matrimonio, tiene una mejor oportunidad. Desafortunadamente, la vida se inclina a ser un poco inestable y lo que parecía una buena elección al principio del embarazo puede verse diferente o hasta fallar conforme avanza.

Los hechos médicos son que la mujer embarazada que tiene menos de 20 años tiene un riesgo mayor de desarrollar alta presión sanguínea y toxemia del embarazo, así como una mayor probabilidad de tener bebés pequeños o prematuros. Su parto probablemente no será más difícil porque es joven. Se ha visto que la mayoría de las mujeres son lo suficientemente maduras para dar a luz a un hijo (en forma vaginal) desde la menarquia (aunque deben estar ovulando). Las dimensiones pélvicas mantienen el orden con la edad "biológica" y las adolescentes no corren mayor riesgo de un parto obstruido que sus hermanas mayores. Sin embargo se ha sugerido que algunas adolescentes tienen partos desproporcionadamente largos; esto podría ser porque la anticipación nerviosa inhibe el clima hormonal en el que el útero funciona mejor, o en algunos casos el parto es largo porque los obstetras tratan de evitar que el tejido uterino se involucre en una cesárea cuando la mujer es muy joven. Naturalmente, las adolescentes tienen lo suyo en cuanto a desproporción pélvica –un bebé muy grande para la pelvis en particular o cuya cabeza está incómodamente posicionada dentro de la pelvis.

Determinando el sexo

Un ultrasonido puede determinar el sexo del feto y por lo general se les pregunta a las mujeres si quieren saber el sexo de su bebé o no. El hecho de que el sexo del bebé se pueda identificar de esta forma ha hecho que algunos fetos sean abortados solamente porque tenían el sexo equivocado (generalmente niñas). En algunos países como China e India, que tienen una tradición de infanticidio femenino han optado por prohibir la determinación prenatal del sexo y el término selectivo que puede seguir, excepto por algunas razones médicas.

Las técnicas IVF se han vuelto tan sofisticadas que los científicos pueden separar el esperma que produce niñas de aquellos que producen niños, dando a los padres la oportunidad de incrementar la oportunidad de tener un niño de un sexo en particular. La selección del sexo médicamente asistida por razones no médicas está actualmente prohibida en el Reino Unido, pero hay, por supuesto, ocasiones en que es especialmente importante conocer el sexo, por ejemplo cuando hay riesgo de una enfermedad genéticamente severa que se transmite hacia un sexo, como en el caso de la hemofilia en los niños o distrofia muscular.

Hay formas naturales de incrementar la probabilidad de concebir un sexo en particular. Para una niña, si una pareja tiene contacto sexual previsto dos días antes de la ovulación, el esperma con los cromosomas X (determinante femenino) aún vivirá cuando baje el óvulo, habiendo sobrevivido sus compañeros Y. Para un niño, el sexo justo después de la ovulación da oportunidad para que el veloz nadador, el cromosoma Y (determinante masculino) golpee a X hacia el óvulo.

Las investigaciones han sugerido que el esperma puede transmitir sustancias peligrosas que pueden afectar el desarrollo del bebé. Si el hombre bebe o fuma en exceso o toma drogas al momento de la concepción, como resultado, el bebé puede sufrir, así que no es sólo la madre quien tiene que deshacerse de sus vicios durante el embarazo; los padres en potencia deberían también dejarlos antes de la paternidad.

4. Embarazo y nacimiento

Buena forma en el embarazo

Estar en buena forma en la juventud es considerado como una norma; la buena forma en el embarazo puede verse en peligro por pereza o por discapacidad física. El descanso es muy importante en el embarazo, pero hay algunas prohibiciones en cuanto al ejercicio estos días y el sentir flojera no es recomendado a menos que el doctor haya ordenado específicamente descanso total. Esto sólo ocurre cuando hay problemas como alta presión sanguínea, una placenta que no está alimentando al bebé adecuadamente o un embarazo inseguro en donde se teme que el bebé puede nacer prematuramente.

Se ofrecen clases de ejercicios de fisioterapia para la gran mayoría de mujeres que están embarazadas y que no tienen discapacidades físicas. Se pueden hacer ejercicios con todas las partes del cuerpo, con frecuencia de forma relajante con música, mientras el instructor fisioterapeuta monitorea el efecto de los ejercicios aeróbicos suaves sobre la frecuencia del pulso; se asegura que los músculos del estómago no se fatiguen excesivamente y que las posiciones utilizadas no interfieren con la provisión de sangre del bebé.

Puede ser necesario modificar el ejercicio si hay antecedentes en la vida antes del embarazo, algo que se pudo haber tenido desde la infancia, como asma o un problema de espalda, lo que puede mejorar o empeorar con el embarazo; hay que comentarlo con el instructor fisioterapeuta porque se puede requerir quitar los ejercicios o agregar algunos extra.

Considerando que el embarazo tensa tanto el sistema esquelético como los tejidos suaves, no sólo por el peso adicional sino por algún cambio en la composición de los tejidos, es muy sorprendente que una gran proporción de mujeres embarazadas se ven radiantes y se sienten mejor que nunca. Si se está en este grupo, las posibilidades por mantener la buena forma son muy altas. Los fisioterapeutas con frecuencia notan que las mujeres embarazadas pueden continuar con los ejercicios después de su fecha límite. Aun con su peso adicional, pueden hacer movimiento rápido de bajo impacto y ejercicios de coordinación y balance, los cuales son también muy valiosos, pues el bebé incrementa su tamaño. Los ejercicios de respiración se pueden incorporar en movimientos de brazos o piernas y ritmos desarrollados que pueden ser útiles en el parto.

Si se tiene un problema médico, el doctor puede restringir lo que se puede hacer; inclusive se pedirá que se quede a descansar en el hospital, pero si no se puede ir con un fisioterapeuta, él puede ir a donde está usted. Con frecuencia no está claro hasta una etapa muy avanzada en el embarazo si será necesaria una cesárea, así que cuando un problema médico la confine a la cama, es aconsejable prepararse tanto para un parto vaginal como para uno por cesárea. Un fisioterapeuta puede instruirla en la relajación y técnicas de respiración tomando en cuenta las necesidades específicas.

Hace algunos años se descubrió que recostarse sobre la espalda durante cierto tiempo podría restringir la cantidad de sangre que alcanza el feto. El peso del útero en esta posición hace más lento el flujo de sangre que regresa al corazón de la mujer presionando una gran vena que drena la sangre desde la parte más baja del cuerpo. Aunque no haya prohibición absoluta de recostarse sobre la espalda –se puede despertar en esa posición–, no es aconsejable quedarse en esa posición si se siente debilitamiento. Cualquier mareo es un signo de que se debe cambiar de posición, por lo que se puede intentar recostarse de lado o arrodillarse y sostenerse con las manos.

Ahora se sabe que la hipertermia (sobrecalentamiento) puede ocasionar daño a los más jóvenes, así que el sauna, baños muy calientes y el ejercicio en exceso son considerados una mala idea, particularmente en los primeros tres meses cuando el feto se está formando y desarrollando. Por supuesto que tal vez no sepa que está embarazada las primeras semanas, pero tan pronto como se sepa o si está intentando quedar embarazada, hay que evitar el calentamiento artificial en el cuerpo; puede sudar, pero el feto depende de la provisión sanguínea para refrescarse.

Si fuma en exceso y come sólo comida chatarra, corre un mayor riesgo de insuficiencia placentaria, una placenta poco desarrollada que no provee el suficiente oxígeno al bebé. Algunos bebés pueden compensar esto enviando la sangre disponible a los órganos más importantes. Eventualmente la escasez se vuelve muy marcada y el bebé puede morir a menos que se diagnostique la condición y comience el tratamiento, que para la madre es descanso, con frecuencia en el hospital, una mejor dieta y revisiones

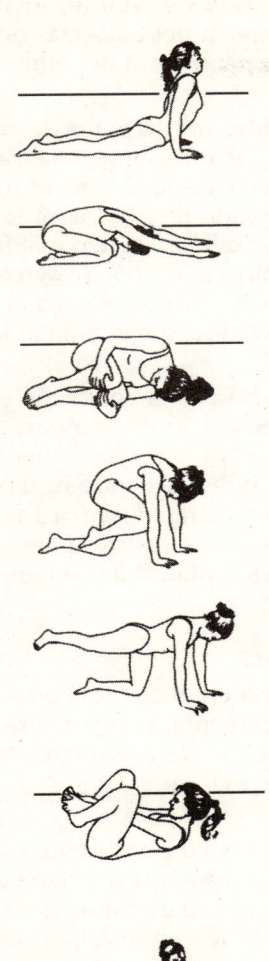

Ejercicios controlados de mobilidad espinal

(Para los primeros meses del embarazo)

1. **Serpentina.** Recostarse sobre el estómago y presionar con las manos haciendo una curva con la espalda hasta que los codos estén derechos. Luego sentarse hacia atrás sobre las rodillas en un "salaam" sin mover la posición de las manos. Realizar los movimientos en sentido opuesto para regresar de nuevo al estómago.
2. **Equidna.** Recostarse de costado con las rodillas hacia el pecho. Enrollarse hacia el otro lado y luego enderezarse. Enroscarse de nuevo, enrollarse hacia el otro lado y volverse a enderezar. Repetir los pasos.
3. **En tres piernas.** Ponerse en cuclillas sosteniéndose con las manos y rodillas, doblar una rodilla hacia el pecho y luego estirar la misma pierna hacia atrás. Alternar las piernas.
4. **Contrapeso.** Sentarse en posición de rana, agarrar los dedos de los pies con ambas manos y mecerse sobre los glúteos. Si se puede, mecerse sobre la espalda y regresar; usar el momento que se ha generado. No soltar los dedos de los pies.
5. **Helicóptero.** Sentarse con las piernas estiradas, luego estirar la pierna derecha sobre la izquierda que se encuentra estirada. Girar ambos brazos y el torso hacia la derecha y de regreso. Cambiar las piernas (la izquierda sobre la derecha) y girar hacia la izquierda.
6. **Lámpara.** Recostarse sobre la espalda con la rodilla derecha doblada y la cadera abierta para que la rodilla toque el piso. Repetir con la pierna izquierda.

frecuentes al bebé por medio de un ultrasonido y monitoreo fetal. Los movimientos del feto dicen mucho acerca del bienestar del bebé. Cualquier cambio en el patrón de movimiento del feto se debe reportar al doctor.

Algunas mujeres pueden distinguir todas las acciones de su bebé, por ejemplo, los movimientos de los miembros, cuando se enrollan, cuando les da hipo y con frecuencia si el bebé se ha movido de la posición de nalgas a la posición de cabeza. Si los movimientos disminuyen y se vuelven más débiles, el feto puede estar sufriendo de falta de oxígeno. Un ultrasonido puede detectar los movimientos del tronco y de los miembros y el tono del feto, tanto si está recostado débilmente en su saco o si flota más activamente.

Se puede sentir entendiblemente apenada por la condición si no es un embarazo deseado. Si no se tiene apoyo de una pareja o de los padres, un miembro del equipo de paramédicos puede apoyarle. Nunca hay que sentir que no hay hacia donde ir: hay todo tipo de gente amablemente dispuesta y organizaciones esperando ayudarle, como el apoyo al embarazo, el consejo para el bienestar social, grupos de ayuda de la iglesia, planificación familiar y clases prenatales.

Clases prenatales

Las clases prenatales o para estar en forma en el embarazo son una buena idea; si se toman con un fisioterapeuta; se puede examinar cualquier molestia del embarazo y el fisioterapeuta puede proporcionar consejos útiles y ejercicios específicamente para estas molestias.

En estas clases se puede llevar a una persona de apoyo para estas clases; puede ser el padre del bebé, la mamá, la hermana o algún amigo. El padre en potencia con frecuencia está muy involucrado en las clases, pues es algo que no era de su interés porque estaba a meses de distancia pero que se vuelve más real e inmediato. Las clases dan un instinto protector a los futuros padres.

Efectos secundarios del embarazo

En el pasado las mujeres tenían que aguantar muchas molestias asociadas con el embarazo creyendo que eran inevitables. Algunos doctores pudieron haber dicho: "Bien, estás embarazada, ¿Qué más podías esperar?", pero muchas molestias se pueden tratar con lo que podría ahorrar semanas de dolor a un bajo nivel.

Dolor de espalda en el embarazo

50% de las mujeres sufren de dolor de espalda en mayor o menor grado. El dolor de espalda en el embarazo es un término amplio. Por lo general se piensa que es ocasionado porque los ligamentos pélvicos se estiran y la alteración de la postura. Durante el embarazo, la hormona relaxina es liberada hacia la corriente sanguínea junto con muchas otras hormonas. La relaxina ayuda a suavizar los ligamentos que ayudarán a ampliar levemente los diámetros de la pelvis para el parto y el nacimiento.

La articulación más comúnmente afectada es la de las sacro ilíacas, hacia la izquierda o derecha de la columna. Con frecuencia el feto agrega más peso de un lado y esto es probablemente un factor de la naturaleza parcial de la condición. El cerebro subconsciente tiene conocimiento del peso extra y del leve estiramiento de los ligamentos, así que un músculo clave pequeño, triangular y profundo dentro de la pelvis tiende a endurecerse o a sufrir una contractura y la mujer se queja de dolor en los glúteos.

Un fisioterapeuta puede poner con frecuencia un dedo en el punto afectado y la presión ocasionará dolor. El tratamiento usando la movilización, ultrasonido o TIF, alivia por lo general el espasmo muscular y corrige el problema.

En ocasiones el dolor se concentra más en la misma articulación. El tratamiento es similar y con frecuencia efectivo. Ciertos ejercicios también pueden ayudar a aliviar el espasmo y el dolor.

Aumento de peso

El dolor de espalda también puede ser ocasionado por la alteración de las presiones en la postura en las articulaciones de la columna. Si hay un ángulo agudo de la pelvis hacia la columna (balanceo de la espalda), puede haber dolor porque el peso del bebé se está recargando en la columna. Corregir la postura ayudará junto con el reforzamiento de los músculos del estómago y evitando los zapatos de tacón alto. El dolor en la espalda se puede desarrollar sorpresivamente en etapas tempranas, con frecuencia antes de los tres primeros meses de que termine el embarazo. Esto bien puede deberse al alto nivel de hormonas que operan, pero también puede ser el resultado de los comienzos de la carga extra en la pelvis. Si se está en las primeras etapas del embarazo, generalmente se puede hacer un amplio rango de ejercicios porque aún se puede recostar sobre el estómago. Los ejercicios de movilidad de la columna pueden ser muy efectivos para reducir el espasmo muscular doloroso y los dolores de la postura.

Dolor del nervio ciático

La presión en el nervio con frecuencia es una secuela de las articulaciones de la columna o problemas en los discos y esto puede empeorar por la presión real del feto. El largo nervio que abastece a la mayoría de los músculos de la pierna, la ciática, se afecta con frecuencia porque es voluminoso (tan grueso como un dedo) y viaja a través de la pelvis por debajo del feto. Es muy desconcertante cuando la pierna "flaquea" de repente o el dolor golpea como un choque eléctrico. Por lo general esto no es tan serio como suena; es de momento y rara vez persiste después del parto. Un cinturón de maternidad puede ser la respuesta. Estos cinturones son piezas fuertes de amplios cierres elásticos con velcro; llevan algo del peso del bebé, soportan la espalda y pueden aliviar la presión en el nervio. El fisioterapeuta aconseja un tratamiento, pero el cinturón podría ser más apropiado o tal vez ambos. Los cinturones proporcionan mucho más soporte que los corsés de maternidad normales que se venden en tiendas departamentales y se pueden comprar en tiendas de aparatos médicos.

Si la presión en el nervio ciático está afectando principalmente las fibras motoras (son las que llevan los mensajes a los músculos), los músculos de las piernas pueden verse afectados temporalmente. La pierna se siente débil todo el tiempo y como puede haber una tendencia a tropezarse, algunas mujeres necesitan usar un bastón. No hay que preocuparse, no se han vuelto prematuramente viejas; la debilidad aumenta tan pronto como desparezca la presión en el nervio (el bebé); ocasionalmente se necesita una tablilla para los pies.

Dolor en el cóccix

El viejo truco de los días de escuela de jalar una silla justo cuando alguien se iba a sentar, puede dañar el cóccix, al igual que se puede caer de un caballo o de las escaleras. Cuando el cóccix duele durante el embarazo, la condición proviene generalmente de una lesión anterior. Durante el parto el cóccix se dobla hacia atrás, sobreextendiendo la articulación para hacer más espacio para la cabeza del feto. Si el cóccix es móvil esto no es un problema, pero si está rígido, como puede ocurrir después de una herida, se puede escuchar un crujido y la articulación puede estar subluxada (que se sale de la articulación). Esto deja un área muy afectada, lo que hace que sentarse sea doloroso o imposible, en ocasiones por semanas. Si el cóccix se fractura, se curará lentamente, pero este es un proceso doloroso, ya que no se puede entablillar. Cuando una mujer se queja de un cóccix doloroso durante el embarazo, con frecuencia unos cuantos tratamientos de ultrasonido aliviarán el dolor y, al traer más sangre en esta área que carece de ella, la articulación debe estar en una mejor condición para el movimiento en el nacimiento. Un fisioterapeuta debe ser capaz de decir si falta flexibilidad en la articulación y de movilizarlo.

Separación de la sínfisis púbica

La sínfisis púbica es la articulación en el pubis, centrado bajo el vello púbico. A diferencia de una articulación ordinaria, ésta normalmente no se mueve. La articulación se mueve durante el parto llevando líquido y puede producir una separación temporalmente estimada de 1 a 12 milímetros. Sin embargo, si la separación ocurre en el embarazo, ocasiona problemas. Toda la pelvis es una estructura fuertemente tejida que tiene que llevar el peso del tronco y, en el embarazo, el peso del útero. Una articulación púbica que tiene mucho peso hace a la mujer sentirse insegura, ya que su pelvis se va a separar y puede reducir su caminar a dar pasos torpes. La respuesta es un cinturón para la cadera, haciendo de un sentimiento de unir la pelvis, una gran comodidad. El cinturón, llamado cinturón trocánter, está hecho del mismo material de un cinturón de seguridad. La mujer primeriza rara vez sufre de este mal; generalmente ocurre después de que la pelvis se ha estirado por uno o más nacimientos vaginales.

Separación de los músculos del recto

Casi todas las mujeres tienen los músculos del recto separados a los ocho meses de embarazo. Los músculos del recto son bandas rectas de músculo que van desde el esternón hasta el hueso púbico. Antes de que una mujer tenga hijos, los músculos del recto están unidos con una membrana fibrosa dura o capa. Conforme avanza el embarazo, la capa se rasga y las dos bandas se separan. La separación se puede ver al tratar de sentarse después de estar recostada. El abdomen crece en forma de una V, cualquier persona que enseñe ejercicios en el embarazo reconocerá esta tendencia y cualquier separación obvia deberá llevarse con rutinas de ejercicio menos vigorosas, quitando cualquier ejercicio que fuerce en exceso los músculos del estómago. Las sentadillas son apropiadas por lo general sólo durante el primer y segundo trimestre del embarazo. El fisioterapeuta juzgará si es bueno o no realizarlas.

Después de que nació el bebé será necesario ejercitarse para llenar el espacio que se hizo al trabajar los músculos del recto contra resistencia. Si estos músculos se lastiman en exceso durante el embarazo, la madre puede padecer discapacidad posnatal, sin embargo no hay necesidad de desesperarse, pues el músculo tiene maravillosos poderes de regeneración si se tiene la voluntad de trabajarlo. Los músculos del recto gravemente separados necesitarán un aro abdominal por unas cuantas semanas. En todos estos casos en que los cinturones o aros son necesarios, se debe consultar a un fisioterapeuta para saber cuál es el que se adapta a cada quien.

Venas varicosas

Aunque la tendencia hacia las venas varicosas es hereditaria, se puede hacer mucho para prevenir que ocurran durante el embarazo si se comienza a tiempo. En la última parte del embarazo, las venas pueden sobresalir de forma prominente, pero una rutina simple de ejercicios puede prevenir que se vuelvan desagradables y dolorosas. Una pierna dolorida a causa de las venas hinchadas significa que se están desarrollando las venas varicosas. Esto puede ser debido en parte a cambios hormonales en las paredes de las venas, pero se agrava al estar parada por mucho tiempo (tomen nota las estilistas). Cuando hay dolor en las piernas durante el embarazo se debe descansar y hacer ejercicio; también se pueden usar pantimedias de apoyo.

Coágulos en las venas

Algunas condiciones varicosas pueden ser menos molestas pero pueden detonar de repente en una trombosis venosa en la que hay un bloqueo parcial ocasionado por el lento movimiento de la sangre en las venas dilatadas que forma un coágulo. La condición es potencialmente peligrosa porque el coágulo podría viajar en la corriente sanguínea hacia el corazón, los pulmones o el cerebro. Los síntomas de la trombosis venosa son enrojecimiento local, dureza o dolor. Cualquiera de estos síntomas durante el embarazo o en el periodo posnatal se deben reportar de inmediato al doctor. Sin embargo, la mayoría de las venas varicosas no producen coágulos. Aunque la corriente sanguínea se reduce y las pequeñas válvulas en las venas son incompetentes de alguna forma para permitir que la sangre se junte en los miembros, no hay bloqueo o coagulación.

Hemorroides

Se deben incluir dos condiciones más entre los problemas varicosos; las hemorroides (almorranas) y venas vulvares, que pueden formar una especie de racimo de uvas en la entrada de la vagina, son condiciones comunes. Si es necesario, las hemorroides se pueden tratar con ultrasonido después del parto, lo que disminuirá su tamaño muy rápidamente.

Tratamiento de problemas circulatorios

Las venas varicosas de todo tipo necesitan movimiento para acelerar la circulación y ayudar a conducir la sangre en las venas en la parte más baja del cuerpo atrás del corazón. Descansar con los pies ligeramente elevados es una rutina esencial y el ejercicio en general, como caminar es benéfico, aunque una caminata vigorizante es mucho mejor que caminar al ir de compras. Los ejercicios en los que se usan los músculos de las pantorrillas y de los muslos son importantes y se pueden hacer muchas veces al día. Estas rutinas pueden prevenir que se desarrollen las venas varicosas o evitar que empeoren. Para los ejercicios de las venas vulvares y hemorroides puede ayudar contraer los músculos del piso pélvico. Cuando estos músculos se usan de forma efectiva, la sangre que está en las venas alrededor de la vulva y el ano circula, realizando una acción de masaje que funciona para limpiar las venas sobrecargadas.

En todas las condiciones varicosas, es malo permanecer de pie por mucho tiempo y permanecer de pie en la misma posición es peor. Si es completamente necesario estar parada, trate de moverse de un pie a otro o subir y bajar los dedos de los pies, lo que, hasta cierto punto, mitiga el daño a las venas. El consejo "nunca pararse cuando se puede sentar, nunca sentarse cuando se puede (medio) recostar" es un buen consejo en el embarazo. El estar medio recostado en el lenguaje de los fisioterapeutas significa reclinarse con los pies arriba, en posición de tumbona (los romanos la usaban para sus cenas; sería interesante saber si las matronas romanas evitaban las venas varicosas).

Calambres

La mayoría de la gente está familiarizada con el repentino dolor de un calambre, el cual ocurre con más frecuencia de lo normal

Ejercicios para problemas específicos

1. **Para prevenir la extrema separación de los músculos del recto mientras se está trabajando con los músculos del estómago:**
   a) apretar el estómago varias veces al día (sumiéndolo por debajo del bebé) y:
   b) mantener el estómago "junto" (con las manos) en una posición "medio recostada" con las rodillas dobladas y levantar la cabeza.

2. **Para prevenir o controlar las venas varicosas:**
   a) hacer mucho pedaleo –pies arriba, pies abajo y:
   b) hacer algún movimiento de cadera energético, ya sea estacionario o progresivo a través del piso.

3. **Para prevenir los calambres en las piernas:**
   a) hacer algún movimiento de cadera antes de irse a dormir;
   b) seguir haciendo el mismo movimiento separando las piernas y repitiendo el ejercicio.

4. **Para aliviar el dolor intercostal:**
   Pararse y estirar los brazos de forma paralela sobre la cabeza y moverlos primero a la izquierda, luego a la derecha. Estirarse bien hacia el lado que duele jalando un poco más.

5. **Para aliviar la indigestión:**
   Soltar los omóplatos sobre una silla y estirarse sobre el diafragma. Alternadamente, arrodillarse y apoyar los codos sobre una silla.

6. **Para los dolores ocasionados por aire.**
   Adoptar la posición de "burro" (pies y manos) y jorobarse hacia atrás.

7. **Para la hinchazón en las manos**
   Levantar los brazos sobre la cabeza y alternadamente cerrar los puños y luego estirar los dedos. Siga haciendo estos círculos con las muñecas y los brazos aún levantados.

en el embarazo, posiblemente porque el recorrido lento de la sangre desde las venas mana periódicamente hacia los músculos de los miembros inferiores, como la pantorrilla. El calambre se puede producir por el sobretrabajo de un músculo en particular o accionando repentinamente un músculo de un estado de reposo, por ejemplo durante el sueño. El calambre del ligamento uterino es una forma peculiar de calambre en el embarazo. Un dolor agudo se ensarta en el área de la ingle, tanto del lado derecho como del izquierdo. Esto es ocasionado por el estiramiento del ligamento redondo del útero, que es muy pequeño en la mujer que no está embarazada pero debe alargarse considerablemente mientras el útero crece y se levanta de la pelvis hacia el abdomen. Aplicar calor, frotar de forma enérgica o sólo descansando por unos minutos generalmente alivia esta forma de calambre.

Un calambre ocurre más probablemente en los músculos de los miembros inferiores y es apropiado realizar ejercicios en los que se realicen movimientos de los pies, rodillas y caderas. Todos los movimientos de los pies (arriba y abajo, adentro y afuera y en círculos) se deben hacer fuertemente y con frecuencia durante el día, seguidos de reforzamientos en los muslos y ganchos de cadera. El gancho de cadera consiste en llevar las caderas alternadamente hacia los hombros con las rodillas derechas. Este es un buen ejercicio multipropósito en el embarazo, muy fácil de hacer y se puede hacer muy rápida y energéticamente inclusive en la cama; parece ayudar a prevenir las venas varicosas y los calambres por la acción de masaje en los vasos sanguíneos profundos del piso pélvico. Algunas mujeres sienten alivio también si tienen dolores de espalda.

Síndrome del túnel carpiano

Esta condición no está limitada al embarazo y es una de las condiciones asociadas con el exceso de uso. Sin embargo, un incremento en la retención de líquidos durante el embarazo puede hacer susceptibles a algunas mujeres. Por lo general se está consciente de que se están reteniendo líquidos: los anillos ya no nos quedan y tal vez los tobillos están un poco gruesos. Una banda de tejido sostiene los tendones y nervios a la cintura, previniendo que se salgan. La congestión detrás de esta banda ocasiona presión, que da como resultado dolor y hormigueo en las manos.

La mala circulación también puede ser un factor, o una falta de vitamina B6, deficiencia que ocasiona que los tendones o sus capas se engrosen. Durante el embarazo se pueden usar todas las tiendas disponibles. La vitamina B6 se puede encontrar en el germen de soya, la melaza y en la levadura de cerveza, así como en muchos vegetales y frutas frescos.

Las inyecciones de hidrocortisona pueden ser de mucha ayuda al tratar el síndrome del túnel carpiano, pero no se aconsejan generalmente en el embarazo. El mejor tratamiento parece ser usar tablillas ligeras en la noche y durante el día, si es factible. Los fisioterapeutas personalizan estas tablillas de material plástico, que se puede moldear para adaptarlo al individuo. También se pueden obtener en tiendas de artículos médicos.

Dolor intercostal

El dolor en el área de las costillas es una condición molesta que por lo general ocurre en el último trimestre. Las mujeres de baja estatura que tienen poco espacio para llevar al bebé entre el útero y la caja torácica son presa fácil de este problema. Se desarrolla un dolor persistente alrededor de las costillas inferiores. Puede haber una banda dolorosa alrededor de las costillas que se origina en la espina dorsal, sugiriendo que hay presión en el nervio de la columna de ese lado. La condición está casi siempre de un solo lado; no es serio excepto porque la mujer siente un poco de alivio y con frecuencia no puede dormir. Puede ser algo no muy claro, pues ya sea que el dolor se origine en la espina dorsal, sugiriendo que haya presión de los músculos intercostales, los músculos que trabajan las costillas. Se puede quejar de un dolor en las costillas o sentir que lastima. Muchos casos de dolor intercostal son muy persistentes y resisten el tratamiento, que por lo general consiste en ejercicios de estiramiento con TIF o ultrasonido. Tal vez sea justo decir que puede que el tratamiento no funcione o que puede dar sólo un alivio temporal; sabiendo esto se puede decidir qué tratamiento tomar.

Indigestión

La indigestión o acidez es un efecto secundario del embarazo. Conforme crece el útero, se pone presión en el estómago forzándolo contra el diafragma. Algunas personas tienen una abertura muy suelta en el diafragma en donde el esófago entra al estómago. El embarazo puede ocasionar presión contra esta área y laxitud posteriormente dejando que algo de la comida en el estómago ocasione reflujo en el esófago. La comida en el estómago se mezcla con un ácido muy fuerte, mientras que el clima en el esófago es alcalino. El reflujo ácido inclusive de una pequeña cantidad de comida ocasiona una sensación de quemazón y un tipo de bulto en la garganta, lo que es peor cuando el cuerpo está en posición horizontal. Por el efecto de las hormonas del embarazo en los tejidos involuntarios del músculo, la comida puede permanecer en el estómago por más de 48 horas, lo que exacerba la condición.

Se aconseja recostarse sobre almohadas en la cama y evitar encorvarse; tal vez se necesite tomar algún tipo de preparación antiácida o un poco de leche después de las comidas. Comer comidas pequeñas y masticar muy bien también ayuda, así como los ejercicios de estiramiento sobre el respaldo de una silla.

Estreñimiento y flatulencia

Durante el embarazo, las hormonas reducen el movimiento de todo el tracto intestinal. En algunas mujeres esto ocasiona estreñimiento. Por otro lado, por el apoyo agregado a los órganos internos desde el útero, hay mujeres cuyo interior se comporta mejor cuando están embarazadas. La dieta es probablemente el factor más importante para mantener los movimientos de las entrañas cómodo y normal. Si se ingiere salvado sin procesar o copos de avena a la dieta, se deberá tomar más agua en bolo alimenticio y habrá más estimulación del peristaltismo (movimiento intestinal). También debe haber una menor tendencia hacia la flatulencia. Si el aire es un problema, hay ejercicios que pueden ayudar, como tensar el estómago, gancho de cadera y curveando la cadera al estar en posición de burro. Todos estos ejercicios tienen un efecto mecánico en el abdomen actuando como estímulo hacia el pasaje de los residuos de comida y gas.

Dificultades para respirar y palpitaciones

La mujer moderna embarazada, con frecuencia tiene algunos problemas para mantener la buena forma. Asiste a clases prenatales, a clases de ejercicios o de yoga, puede participar en algún deporte. Sin embargo los cambios en el cuerpo significan que algunas mujeres pasarán todo el embarazo sin dificultades respiratorias. El cuerpo se ajusta a las demandas extra de oxígeno incrementando la capacidad pulmonar. En circunstancias ordinarias, una mujer embarazada puede mantenerse con la necesidad de oxígeno extra (pero si se corre para subir las escaleras o se escala una lenta y gran montaña, jadeará un poco). El mismo tipo de ajuste afecta la acción del corazón, pues se tiene que bombear más sangre alrededor del cuerpo. La mayoría de las mujeres están conscientes de estos cambios, pero algunas desarrollan una sensibilidad a los latidos del corazón que se han vuelto más fuertes y más rápidos y una vez que lo han notado, se preocupan. Ni los problemas respiratorios ni los latidos rápidos deben ser motivo de preocupación durante el embarazo a menos que sepa que hay algún mal funcionamiento del corazón o de los pulmones, en cuyo caso su doctor debe solicitar que vea a un especialista.

Incontinencia por estrés

La incontinencia por estrés es una condición preocupante que se trata con detalle en secciones posteriores. Una forma leve de esta condición se presenta en el embarazo. Si estornudamos o tosemos de repente, es muy probable que no se pueda sostener la carga de los músculos del piso pélvico contra el ataque violento y se fugue un poco de orina. Los ejercicios del piso pélvico son una necesidad durante el embarazo, no sólo para ayudar a prevenir esta situación sino que hacen el área flexible para el estiramiento que tendrá que experimentarse durante el parto. Nadie debe preocuparse en exceso acerca de la incontinencia leve por estrés durante el embarazo. Hay otro asunto que es una forma más seria de incontinencia por estrés y que involucra la pérdida de una cantidad considerable de orina varias veces al día. Si esto ocurre se debe de buscar ayuda con un fisioterapeuta, pues se puede estar ejercitando el músculo equivocado (es muy fácil revisar que se está usando el músculo correcto apretando el piso pélvico mientras orina. Si se puede hacer que el paso de la orina sea más lento o se detenga, no hay duda de que está trabajando el músculo correcto).

Insomnio

En el primer trimestre las hormonas extra en el sistema pueden provocar sueño excesivo. En el tercer trimestre la debilidad puede ser la perdición de la existencia. La incomodidad del gran útero, los calambres y otras afecciones y dolores pueden interrumpir el sueño, pues pueden presionar la vejiga e irritar su pared muscular.

Si se usan técnicas de relajación concienzudamente, se podría dormir o volver a dormir una vez que se haya despertado. Una posición semiinclinada con una almohada en la cama bajo las rodillas impedirá el peso de toda la pierna suelta sobre el útero. Al adoptar esa posición, el bebé puede retorcerse un poco, pero pronto se estabilizará. Desafortunadamente, no hay cura para la frecuencia urinaria en esta etapa del embarazo, pero al menos da una oportunidad para reposicionar la almohada.

Mareos

Una condición llamada hipotensión supina o *the cut-off* afecta a algunas mujeres embarazadas cuando están recostadas de espaldas o reclinadas. Los síntomas son sudor frío, un sentimiento de desánimo enfermo y finalmente los mareos. La condición es ocasionada porque el bebé está recostado sobre el gran vaso sanguíneo que regresa la sangre al corazón desde la parte baja del cuerpo. Muchas mujeres no padecen esta afección porque la sangre encuentra rápidamente otros canales hacia el corazón, pero en algunos casos, el flujo sanguíneo al corazón se hace más lento, perjudicando temporalmente el abastecimiento hacia la cabeza. El remedio simple es quitar al bebé del camino; la posición de burro es la mejor, pero rodar hacia un lado o reclinarse también alivian los síntomas. Algunas mujeres tienen baja presión sanguínea durante el embarazo; no hay nada de anormal en ello, de hecho, es muy común, sin embargo, eso hace a una mujer más susceptible a los mareos. Puede ocurrir en el parto y, en caso de ser así, será más cómoda una posición sentada, arrodillada o semiinclinada.

Problemas que requieren de cuidado especial

Puede haber otros problemas que acosen durante el embarazo, empañando el, de otra forma, periodo idílico. No hay que dudar en expresar las preocupaciones tanto en la clase o posteriormente en la privacidad de la clínica del fisioterapeuta. Asegúrese de encontrar alguien de confianza. Hay un sinnúmero de problemas que ocurren durante el embarazo y que necesitan de cuidados especiales y deben ser supervisados por el doctor. Estos problemas incluyen alta presión sanguínea, toxemia, retención de líquidos, sangrado, placenta previa, cérvix incompetente, útero irritable y vómito excesivo. En algunos casos se ordena estricto descanso y, si esto ocurriera, podría llegar hasta la hospitalización. Si el problema es menos serio y aún se anticipa un parto natural, se podrá continuar asistiendo a las clases prenatales. En ocasiones el resultado puede ser un parto por cesárea, pero en algún caso sólo puede venir algo bueno de aprender a relajarse y usar la respiración para mantener un estado de calma al enfrentar el problema. Sin embargo se deben tomar más cuidados y el fisioterapeuta recomendará los ejercicios más convenientes y quitará los que lo sean menos. En condiciones como placenta previa o baja placenta "marginal", que puede caerse bajo el feto y que puede ser asociada con episodios de sangrado, probablemente no se deberán hacer ejercicios que incrementen la presión abdominal; lo mismo se podría decir para las mujeres con un útero irritable, que tienen contracciones fuertes con frecuencia (las contracciones tempranas pueden ocasionar relajamiento del cérvix o ruptura de las membranas).

Ejercicios durante el embarazo

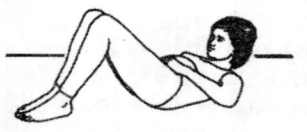

1. **Cápsula:** Recostarse en una posición ligeramente sostenida con las rodillas dobladas. Sostener la "carga" con las manos y levantar la cabeza y los hombros. Para mantener los músculos que soportan el estómago, también es buena idea apretar el estómago al menos 10 veces al día (esto se puede hacer en cualquier posición).

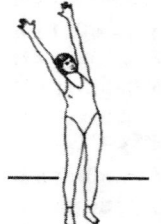

2. **Pedal:** Pedalear mucho; pies arriba, pies abajo y mover las caderas (balanceo de caderas), haciendo una pierna más pequeña que la otra mientras se mantienen las rodillas derechas. Estos movimientos ayudarán a prevenir o controlar las venas varicosas y los calambres en las piernas.

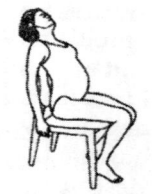

3. **Estiramiento:** Pararse y estirar los brazos paralelamente sobre la cabeza y moverlos a la derecha y a la izquierda. Si hay dolor de un lado del pecho, no estirar de ese lado.

4. **Liberador:** Si se tiene indigestión o acidez estomacal, sentarse en una silla que tenga el respaldo recto y recargar los omóplatos sobre el respaldo de la silla. Esto ayuda a estirar el tubo digestivo hacia el estómago.

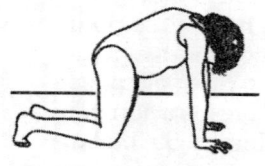

5. **Burro:** Si se tienen dolores ocasionados por flatulencias, posicionarse sobre manos y rodillas y encorvar la espalda. Relajarse hacia la posición original y repetir el ejercicio. Sumir el estómago también puede ayudar.

Alta presión sanguínea

Cuando la presión sanguínea se eleva a un nivel que ha provocado una advertencia por parte del doctor, hay que comunicarla al fisioterapeuta. Además de revisar la rutina de ejercicios, especialmente las sesiones de relajación diaria pueden sugerirse en un intento por controlar la presión sanguínea y prevenir que la situación empeore. Relajación significa descanso profundo, no sólo sentarse con los pies hacia arriba leyendo o tejiendo. Dos periodos de media hora al día no son demasiado. En algunos casos, he conocido futuras madres que se quejan de que las han mantenido lejos del hospital para la relajación diaria y la concentración en cuanto a disminuir la frecuencia cardiaca y la presión sanguínea.

Si el doctor descubre la proteína albúmina en la orina, así como una alta presión sanguínea, la paciente puede ser hospitalizada para que descanse. El fisioterapeuta puede supervisar algunos ejercicios fáciles que se pueden hacer en la cama y que mantendrían la circulación dispersa y los pulmones limpios y al mismo tiempo darán la tranquilidad de las técnicas para el parto que aún se pueden necesitar. En efecto, las mujeres que son enviadas al hospital por algunos días o semanas antes del parto con frecuencia tienen buen manejo del parto, en parte porque se han acostumbrado al personal y en parte al funcionamiento del hospital.

Retención de líquidos

La retención de líquidos puede ser una condición aislada o puede estar asociada con la alta presión sanguínea. Si es el único síntoma anormal, no es probable que se requiera hospitalización, sin embargo se puede sentir incomodidad. Las manos hinchadas y los tobillos inflamados pueden ser una causa justificada para quejarse. Los ejercicios de circulación, como se han descrito para las venas varicosas y los calambres se pueden realizar muchas veces al día y eso ayudará. Los movimientos de manos y muñecas, apretarlas, doblarlas y estirarlas también son ejercicios que benefician, pues el problema real es que los riñones sobrecargados no están expulsando los desperdicios lo suficientemente rápido; esta puede ser una solución parcial.

Vómito

Las náuseas y los vómitos se manejan por lo general simplemente encontrando lo que mejor se adapta a cada individuo, como pequeñas comidas lo necesariamente frecuente, quitando ciertos alimentos o ejercicios de relajación. El vómito constante (hipere-

Ejercicios que se pueden hacer en cama

Estos ejercicios se pueden hacer después de una cirugía de pelvis o abdominal o si se hospitaliza durante el embarazo.

1. **Pedaleo:** Presionar ambos pies hacia atrás para hacer un ángulo agudo con las piernas. Luego mover alternadamente los pies –uno arriba, otro abajo.

2. **Reforzamiento:** Presionar ambas rodillas hacia atrás sobre la cama. Relajar y repetir el ejercicio o hacer con una sola rodilla a la vez.

3. **Balanceo de cadera:** Bajar una pierna de forma que el talón esté bajo el otro pie. Luego bajar la otra. Mientras una pierna baja, jalar la otra hacia arriba desde las caderas para seguir sentada en el mismo lugar.

4. **Estirar y jalar:** Agarrarse de la cabecera de la cama o en la parte de arriba y atraer todo el peso corporal lentamente hacia arriba de la cama usando los músculos del brazo, no los del estómago.

5. **Respiro:** Respirar lentamente dejando que el aire llene la parte baja del pecho y ligeramente expandir el diafragma. Sacar el aire suspirando suavemente.

Estos ejercicios se deben hacer cada hora (mientras está despierta); aceleran la circulación sanguínea, lo que ayuda a prevenir la coagulación. La completa expansión de los pulmones ayuda a mantener el pecho limpio de mucosidad. Al estar en cama sin importar cuánto tiempo, el cuerpo está inactivo y estos ejercicios mantienen estimulados a los sistemas importantes sin ejercer presión en el útero. El ejercicio número 5 disminuirá las contracciones de Braxton Hicks.

mesis) significa estar hospitalizada para que se pueda asegurar la adecuada nutrición tanto para la madre como para el bebé (se cree que la novelista inglesa Charlotte Brontë murió de una hiperemesis no atendida).

Contracciones tempranas

Las contracciones tempranas son por lo general una molestia solamente, pero se deben reportar al doctor porque si persisten, podrían abrir el cérvix prematuramente. El doctor puede hacer un examen vaginal para determinar si esto está ocurriendo. Si no se atiende, un pedazo de membrana puede cortar la abertura y sufrir una ruptura, lo que puede llevar a un parto prematuro. Las técnicas de ultrasonido también ayudan para diagnosticar esta eventualidad. En algunos casos cuando el cérvix es incompetente, se inserta una sutura hasta el término del embarazo y se retira cuando es tiempo de que se abra el cérvix.

Con frecuencia se aconseja el descanso total y posiblemente fármacos para debilitar y disminuir las contracciones, ya que el objetivo es mantener al bebé en el útero mientras las condiciones ahí sean favorables, pues la madre normalmente es la mejor incubadora. Aún no se entiende del todo la razón para un parto prematuro, pero la herencia es tal vez un factor, pero el cansancio y el exceso de trabajo podrían ser algunas de las causas y se deben evitar lo más que se pueda.

El embarazo también con frecuencia puede ser un tiempo intensamente optimista, vigoroso y feliz. No hay necesidad de caer víctima de quejas constantes cuando por lo general se puede prevenir o al menos investigar y si hay un problema real y se tienen que hacer ajustes, se encontrará respondiéndose alegre y constructivamente.

Cesárea temprana

En algunos casos los problemas del embarazo se vuelven tan serios que el doctor decide realizar una cesárea temprana en lugar de arriesgar la seguridad del bebé. Si esto ocurre, podría parecer que el curso prenatal fue un desperdicio, pero no es así, las técnicas de relajación serán útiles para cualquier experiencia estresante y, si se aplica anestesia general, los ejercicios de respiración se tendrán que hacer por varios días después de mantener limpios los pulmones. Además es probable que el curso prenatal haya preparado bien a la paciente sólo para una eventualidad, haciéndolo menos impresionante y más fácil de aceptar. Una cesárea deja sólo una leve cicatriz en la línea del vello púbico que con frecuencia se conoce como "sonrisa" a causa de su forma. La mayoría de las mujeres se recuperan rápidamente, especialmente si se ejercitan "un poco y con frecuencia". Si la cicatriz lastima o es prominente, el tratamiento por ultrasonido puede ayudar.

Inducción del parto

La hormona oxitocina es la clave para comenzar el parto. Esta hormona estimula los músculos uterinos para trabajar y comenzar el proceso de parto. Los músculos uterinos son cruciales para el progreso del parto; son el motor del parto y son conocidos como los poderes que pasan al pasajero a través del pasaje (las 3 p) de toda la operación.

En la década de los setenta, se realizaron muchos partos inducidos por infusión de goteo, alimentando una forma sintética de la hormona oxitocina en solución por vía intravenosa. La cantidad de ésta que se agrega determina la fuerza de las contracciones.

Esta práctica se ha discontinuado porque no siempre funcionaba, particularmente si el proceso natural no estaba listo para comenzar: si cada contracción fuerte se producía con poco tiempo para recuperarse entre una y otra, el bebé podía sufrir (por lo general se registra en la frecuencia cardiaca del feto) y un parto rápido con frecuencia era más difícil que la madre lo soportara, pues ella no tenía tiempo de recuperarse entre cada contracción.

La práctica ahora es sólo incrementar un parto con una inducción por goteo si el parto es lento y para adaptarse a la cantidad de hormona que se añade cuidadosamente para que se adecue a cada parto individual. El gel de prostaglandina que se aplica de forma vaginal es otra inducción suave que se está volviendo popular.

Una inducción se usa también si se han rebasado los días y el doctor cree que no es aconsejable dejar esta situación más tiempo. Ocasionalmente un goteo puede ser necesario por razones psicológicas para realizar un parto en un cierto momento o por razones psicológicas si hay problemas en el embarazo.

Con frecuencia, la fuente (membranas) se romperá también, esto facilita que el cérvix se abra conforme se libera de las membranas para que éstas se rompan.

No hay incremento real en cuanto a dolor mientras la inducción sólo está suministrando el poder que el útero, bajo condiciones naturales, haya fracasado en suministrar.

Cuando surge el asunto de la inducción en las clases prenatales, generalmente hay un voto unánime contra él. El asunto no se trata con el doctor hasta la última semana de embarazo cuando se revisa la condición y la probabilidad de problemas para el bebé o para la futura madre si se está cerca de la fecha programada. El doctor puede dar fecha límite después de la cual se realizará la inducción. Tal vez sea bueno decir al doctor cómo se siente acerca de una inducción temprana en el embarazo, aunque no se puede hacer una decisión hasta que se aproxime la fecha del parto.

Una misma puede activar los músculos uterinos teniendo relaciones sexuales cerca de la fecha de parto, pues esto da el clima apropiado para la producción de oxitocina, en parte porque se inclina a estar profundamente relajada y si el cuerpo está listo para comenzar el parto, es presuntamente porque el bebé está abajo y el cérvix está suave; el sexo podría activar esto, pues el semen contiene prostaglandinas.

Debido al crecimiento en el abdomen, el sexo se tiene que llevar a cabo desde atrás. Con frecuencia se tiene la libido alta (deseo sexual) a mitad de los tres meses, pero por lo general habrá menos en los últimos tres meses. El sexo no es peligroso a menos que haya riesgo de parto prematuro, así que si se le ha dado tiempo para la inducción (mañana o la próxima semana), se puede experimentar haciendo su propia inducción de relajación.

¿Nacimiento en casa o en el hospital?

Tres consideraciones deberían formar la base de la elección de una mujer en cuanto al lugar del nacimiento: la máxima seguridad para ambos; la habilidad para tener una opinión razonable en cómo se conducirá el parto y la confianza de la madre en cuanto a sentirse segura, relajada y cuidada. Cuando una mujer cruza la puerta de un hospital, las hormonas, en su reflejo de lucha pueden ponerla temporalmente fuera del parto. De hecho, la partera moderna puede aconsejarle quedarse en los alrededores familiares hasta que el parto esté bien establecido, siempre que sea seguro hacerlo.

Históricamente, la mayoría de las mujeres ha dado a luz en casa, principalmente porque no había otra opción, pero nunca fue la regla exclusiva. Un grabado en un tratado del siglo quince sobre obstetricia, titulado El jardín de rosas para la mujer embarazada y para las comadronas, muestra a una mujer sentada en forma vertical en una silla de parto rodeada de flores; posiblemente no estaba en casa, sino en un tipo de los primeros centros de nacimientos.

Una infusión de hierbas en agua caliente puede colocarse debajo de una mujer en parto para "sacar" al bebé. Con frecuencia se acusaba a las parteras de ser brujas a causa de estos brebajes de hierbas. Sin embargo, dado que se pensaba que eran brujas blancas, se les toleraba, pues se suponía que podían ser capaces de convertir el dolor de la madre en un animal doméstico.

Los hospitales como el Hôtel Dieu en Paris fueron construidos para proporcionar cuidado médico; se manejaban por medio de la caridad y estaban terriblemente abarrotados; se trataba juntos a pacientes con enfermedades infecciosas, soldados heridos y niños. Aun cuando empezaron a aparecer los hospitales de maternidad, el número de víctimas de fiebre puerperal era terrible, en parte porque los médicos y sus estudiantes hacían los exámenes vaginales sin lavarse las manos y tampoco ayudaba el hecho de que usaban cadáveres para instruir a sus estudiantes en anatomía. Esto era antes de que la gente entendiera el importante papel de la limpieza en cuanto a cuidados médicos y especialmente al tratar con el clima perfecto para la infección, el útero abierto. Bajo esas circunstancias, parir en casa era mucho más seguro.

En los siglos dieciocho y diecinueve, los doctores, que eran exclusivamente hombres, llamaban a casa de las pacientes sólo cuando era estrictamente necesario. Se esperaba que la mujer estuviera pasiva o postrada y que diera los menos problemas posibles. El lenguaje cambió: el doctor "traía" al bebé o atendía a la mamá del bebé.

Por fortuna, las mujeres siempre se han ayudado unas a otras; la obstetricia fue un desarrollo temprano en la historia humana. El arte egipcio muestra a muchas parteras ayudando a dar a luz; el uso de las sillas de parto era muy común en Egipto, Grecia y Palestina, aunque los casos difíciles pudieron haberse atendido en la cama. La silla de parto era parte de la dote hasta hace poco en partes de Europa, o eran de la partera y ella las transportaba.

Las comadronas en la antigua Grecia tenían habilidades para realizar intervenciones tanto médicas como quirúrgicas cuando fuera necesario, o también carecían de habilidades, sólo cuidando en el encierro de la rutina. Una comadrona llamada Agnodice trató de mejorar sus aptitudes asistiendo a conferencias médicas vestida como hombre. Los hombres se escandalizaron y ella fue arrestada, pero las mujeres protestaron y Agnodice fue absuelta.

A principios del siglo pasado, se dejaba que las mujeres sufrieran dolor en la primera etapa del parto sólo para que las anestesiaran en el parto real, aún si estaban conscientes durante el parto, se les recostaba de un costado con una pierna levantada, misma que ataba o sostenía la comadrona, o las colocaban recostadas boca arriba. Otros procedimientos eran obligatorios e invadían la privacidad, como por ejemplo los enemas, rasurando todo el vello púbico o usando batas que no tenían cubierta la espalda.

El desarrollo tecnológica ha traído nuevas "intervenciones" de anestesia, inducciones, monitoreo del corazón del feto (se usa un cinturón para sujetar los electrodos o se colocan en el cuero cabelludo del bebé una vez que se ha roto la fuente –aunque algunos hospitales tienen telemetría; un método de monitoreo a control remoto).

No es completamente seguro dar a luz en casa, pues pueden surgir emergencias rápidamente y con frecuencia no se pueden prevenir.

Las salas de parto están cambiando para adaptarse con el deseo expreso de muchas mujeres: dar a luz con un mínimo de intervención médica. Se han establecido centros de partos para que las mujeres se sientan más como en casa, con la seguridad agregada de un hospital de maternidad. El obstetra moderno por lo general es tanto comprensivo como altamente calificado. Una parte del procedimiento de parto se puede realizar en casa, pero el riesgo de hemorragia materna y la posible necesidad de resucitación rápida del bebé hacen que el nacimiento médicamente supervisado sea la mejor opción.

Una experiencia compartida: el rol masculino

La alteración más grande en la conducta del hombre en años recientes ha sido un gran incremento en el interés y en involucrarse en el proceso del nacimiento. Un pasaje de Martin Chuzzlewit, de Charles Dickens, es el paradigma del antiguo padre: "iba y se desentendía en un criadero de perros y nunca metía las manos ni salía de ahí hasta que se le mostrara al bebé". Tenemos que recordar que en ese entonces el nacimiento no podría ser algo menos que espantoso. La comadrona local pudo haber sido ignorante y no haber tenido aptitudes y enfrentarse con una situación desesperanzadora, pudo haber realizado una operación sangrienta, como aplastarle la cabeza al feto para sacarlo, por lo que no es raro que los esposos hubieran sido aprensivos.

En siglos anteriores, los hombres se ausentaban del proceso de parto o las mujeres eran quienes los excluían; este caso parece haber sido el mismo alrededor del mundo y desde hace muchísimo tiempo en la historia de la humanidad según se puede ver. En un estudio de 58 culturas primitivas, el antropólogo Ford descubrió que las parejas masculinas eran relegadas generalmente a segundo plano cuando comenzaba el parto, aunque las mujeres pudieron haber sido aisladas por los hombres o por tabúes religiosos. En ocasiones se consideraba a las mujeres como sucias por algunas semanas después del evento, sin embargo nunca se les dejaba solas, eran atendidas por otras mujeres. En Samoa se descubrió que a las mujeres estériles se les permitía ser comadronas para compensarlas por su pérdida; si una mujer tenía un bebé ella sola por accidente, se murmuraba de ella y se le tachaba de "cascos ligeros", a diferencia de la mujer de hoy que inadvertidamente da a luz en un baño o un taxi y sale la noticia en los periódicos locales.

Ford descubrió que cerca de un tercio de las culturas que estudió practicaban la covada, costumbre en la que el padre comparte las molestias de la esposa, como los vómitos matutinos, las patadas del bebé o el dolor de parto. Se cree que la covada tiene valor de sobrevivencia al consentir al padre, potencialmente un agente libre, sobre su hijo. En la sociedad moderna es fascinante ver a los futuros padres con una actitud muy despreocupada después de la euforia inicial del "¡voy a ser papá!". Luego, en las clases y películas prenatales, empieza a despertar en ellos el proceso maravilloso que han comenzado. La ayuda práctica que se piensa que los hombres dan para el parto da al hombre la protección que se extenderá rápidamente a los hijos; aprenden la relajación del tacto, ayudan con las posiciones y el movimiento. Aprenden los patrones cambiantes del parto y cómo guiar a su mujer cuando están muy cansadas para iniciar las reacciones por sí mismas. El apoyo verbal para todas las etapas del parto se aprecia enormemente.

Siempre existe la esperanza de la sociedad y de la pareja misma que la experiencia excitante de compartir el nacimiento del hijo y su cercanía emocional una a los dos protagonistas para siempre. Desafortunadamente, en el mundo moderno parece haber muchas otras influencias de separación. Si las estadísticas generales son una guía, esta nueva práctica de compartir los placeres del nacimiento, que tiene tal potencial para bien, no previene la futura ruptura del matrimonio. Paradójicamente, una pareja puede ser más propensa a permanecer junta si han pasado por alguna tragedia. Cuando un niño nace muerto o el bebé sobrevive sólo por un corto tiempo, el padre por lo general se levanta magníficamente del reto de levantar la moral. Algunos fisioterapeutas incluyen en el programa de clases una sección sobre actuar en un caso así, el ser racional que, en caso de que ocurriera, no sea una conmoción de tal magnitud. Mi sentimiento es que siempre es una conmoción y no hay necesidad de añadirle los miedos de la gente. Si alguien pregunta de la muerte perinatal, que pasa con frecuencia, se le debe responder honestamente, pero parece morboso permanecer del lado negativo del parto.

Los hombres que asisten a las clases parecen tomar sus preocupaciones muy en serio, con frecuencia cuando la mujer ha sido más reservada, lo que muestra qué tan positivas pueden ser las buenas clases prenatales al producir un clima en el que hombres y mujeres puedan alentarse unos a otros. Por este tipo de intercambio, las clases son pequeñas, para que todas las parejas se conozcan entre sí. Nadie va a hacer preguntas o hacer comentarios acerca de asuntos íntimos en un grupo más grande.

El tener la responsabilidad de otra persona es un signo de madurez. Para los hombres, y las mujeres, tener un hijo es un compromiso para cuidar de ese hijo. Muchos hombres están ansiosos de hacer este compromiso y son recompensados al ser parte de la alegría del desarrollo de un hijo.

La pelvis femenina

El parto humano que culmina en el nacimiento vaginal es un ejercicio complicado en cuanto a su mecanismo. Sin ser dogmático acerca de por qué algunas mujeres pueden dar a luz a través de la pelvis y algunas no, es interesante investigar lo que se conoce de la psique fetal y femenina y su interacción decide si un nacimiento será fácil, difícil o imposible.

La pelvis femenina ha evolucionado de forma diferente a la del hombre, así que es lo suficientemente capaz de permitir que un feto maduro pase a través de ella sin ningún peligro. Los artistas de la edad de piedra parecen haber observado esto, a juzgar por sus figuras votivas que retratan a las mujeres embarazadas. Estas figuras tienen grandes senos y amplias caderas, la pelvis ginecoide ideal. Con forma de recipiente, este tipo de pelvis es amplia de lado a lado en la parte superior o en la entrada y larga del frente hacia atrás en la parte inferior o en la salida.

El feto tiene que descender, normalmente llevado por la coronilla, el mentón o el pecho y rotando hacia adentro para aparecer en la salida con su cara hacia la columna de la madre. Esta es la mejor forma de franquear el recipiente pélvico, que también está encurveado hacia delante, como si el recipiente estuviera inclinado ligeramente sobre su lado.

Este muy complejo arreglo del nacimiento se debe a dos factores evolutivos: el desarrollo de una postura vertical y el gran tamaño del cráneo humano en el nacimiento (debido al tamaño del cerebro). Los antropólogos piensan que los predecesores de humanos, el australopithecus, caminó en forma vertical hace millones de años. Se han encontrado muchos huesos con la típica pelvis recta que soporta el peso del tronco y permite la fácil caminata bípeda. Los cráneos también muestran que la cabeza estaba erecta porque el gran hueco para la médula espinal, el foramen mágnum, está colocado horizontalmente (no verticalmente como en los animales cuadrúpedos). No se sabe exactamente cuándo o cómo la pelvis femenina comenzó a diferenciarse de la del hombre, aunque se han descubierto pelvis femeninas muy antiguas que se asemejan mucho a la forma masculina.

La pelvis más adecuada para el nacimiento tiene un arco púbico estilo normando, curvo y amplio, mientras que la pelvis masculina apunta a la forma gótica. Otra característica inusual en la mujer es que la vagina está curveada hacia delante siguiendo la curva pélvica. En otros mamíferos grandes, la vagina tiende a ser recta.

No todas las pelvis femeninas son del tipo ideal o ginecoide. Algunas mujeres tienen una pelvis parecida a la del hombre, que es aproximadamente en forma de corazón con menos espacio utilizable para el feto en la mitad posterior. Otras pelvis son antropoides (en forma de simio), siendo largas desde el frente hacia atrás en la entrada. Algunas son planas y muy angostas del frente hacia atrás. Considerando que los seres humanos son trotamundos, no es de sorprender que haya muchos tipos de pelvis. El tipo ginecoide es común entre los europeos y asiáticos, aunque los últimos tienen huesos más ligeros. Los africanos tienen el tipo antropoide, con un óvalo largo del frente hacia atrás. Algunas formas individuales hacen el nacimiento vaginal simplemente impracticable. Otros ocasionan partos largos y dolorosos que pueden tener éxito eventualmente con una cierta cantidad de ayuda médica. Si ocurre el bloqueo entre la gente primitiva, puede dar como resultado la ruptura del útero, lo que con frecuencia es falta tanto para la madre como para el bebé. Si se alcanza finalmente el nacimiento vaginal, puede dar como resultado un daño irreparable al cérvix o a la vagina o el daño al nervio, lo que conduce a problemas de vejiga o parálisis parcial. Una vida en una tribu primitiva o en un pueblo sencillo no es garantía de que será un parto sin dolor ni problemas.

A causa de los perfiles complejos involucrados en el proceso de adaptación de la cabeza del feto a la pelvis materna, el asunto no es si la cabeza pasará, sino qué camino tomará. Si la cabeza está hacia el camino equivocado o no está suficientemente flexionada hacia delante, hay riesgo no sólo de que esté muy ajustada sino que lo esté en forma incorrecta y ambas cosas son responsables de producir un mayor dolor y más problemas a la hora de nacer.

La buena musculatura es un factor al empujar a un bebé a través del canal pélvico, pero obviamente no puede alcanzar lo imposible si las proporciones óseas son mecánicamente problemáticas. Los músculos del piso pélvico forman un canal que puede guiar la cabeza del feto hacia una rotación exitosa. Un investigador australiano que se especializa en ginecología anatómica ha descubierto que el tipo asiático de pelvis tiene una buena forma en el piso pélvico con una gran área de músculo adjunto al hueso y una buena profundidad y grosor para el músculo, en su conjunto más eficiente que sus homólogos europeos. La práctica moderna de trabajar los músculos del piso pélvico en el embarazo es benéfico para apoyar los órganos pélvicos y eso puede ayudar a rotar la cabeza del feto en la posición de parto más favorable.

El empuje efectivo se consigue por medio de los buenos músculos, los reflejos rápidos y las articulaciones móviles para que el tronco superior pueda doblarse alrededor del útero, incrementando el esfuerzo uterino para ampliar la salida de su límite al máximo.

El feto

En muchos mamíferos, la posición de la cría dentro del útero es irrelevante y con frecuencia hay crías múltiples. En el útero humano por lo general hay sólo un feto. Cerca de los ocho meses, el bebé se ha posicionado con la cabeza hacia abajo. La cabeza es la parte más grande de un bebé humano y la mejor porción de la anatomía para extraer del cérvix abierto. El otro candidato es el trasero del bebé o nalgas (lo que resulta en un parto de nalgas). Cuando un feto humano alcanza todo el término, es considerablemente más pesado que la cría de los primates grandes; su cerebro es tres veces más grande y continúa creciendo y el parto por lo general es más largo. El periodo de gestación en el humano no es muy diferente al del simio, tal vez porque la pelvis apenas podría hacer frente a mucho peso extra o a un gran crecimiento de la cabeza y como consecuencia el recién nacido no está bien desarrollado como otro animal joven y es muy dependiente de su madre u otros adultos por un largo periodo.

El cerebro de un bebé crece hasta la edad de dos años, lo que la unión lenta de los huesos craneales toma en cuenta, formando el cráneo. Se puede ver alguna separación de los huesos del cráneo en la fontanela frontal, que es un punto suave con pulsaciones en lo alto de la cabeza del bebé. Los huesos craneales del feto pueden, hasta cierto punto, moldear los contornos pélvicos de la madre, lo que en ocasiones puede ser muy obvio y la cabeza de un bebé tiene forma de huevo al momento de nacer y con frecuencia tiene bultos adicionales y protuberancias, dependiendo de cómo salió de la pelvis y por lo general se deshincha rápidamente y la cabeza toma su forma normal en un día o dos.

Es posible que la gente de Neandertal (una antigua rama de seres primates que vivió en Europa hace aproximadamente 200 000 años) se haya extinguido porque sus crías tenían cráneos grandes y muy rígidos, haciendo demasiado difícil el nacimiento. Sus "primos" humanos desarrollaron una cabeza que es más versátil. La parte frontal del cerebro, considerada el asiento de la inteligencia, ha crecido para reemplazar la frente hundida de las formas antiguas, dándole a la cabeza una apariencia de bóveda. Esta es la razón de porqué el feto necesita encajar la cabeza en el parto, presentando una circunferencia más pequeña, la coronilla, hacia la salida.

Respiración para el parto

Si se está embarazada, las preparaciones para el gran día incluyen aprender las técnicas de parto, tales como relajación y respiración, lo que puede convertir un calvario a un parto de amor. Ya no se requiere que las mujeres permanezcan en cama durante el parto, se pueden sentar, parar, caminar, arrodillar, mecerse, recostarse (pero no de espaldas) o enroscada en una pelota. Las posiciones verticales son buenas para comenzar, pues ayudan a "mandar" al bebé hacia abajo, pero la cama está ahí y nunca se debe sentir que es equivocado recostarse sobre ella si se está intentando.

Los partos sin dolor pueden ocurrir bajo hipnosis, pero los resultados dependen de la respuesta al hipnoterapeuta. Por lo general no se tiene memoria después del suceso, lo que es una lástima porque muchas mujeres quieren recordar los puntos principales del nacimiento. Las técnicas de relajación y respiración ayudan a permanecer despierta y consciente.

Las mujeres que comienzan con las clases prenatales con frecuencia dicen: "quiero aprender la respiración", como si fuera una fórmula mágica, el "ábrete sésamo" del portal cervical. Cualquier patrón de respiración que no se basa en la relajación está más o menos destinado a fallar y algunos educadores prenatales han rebasado los límites diciendo que, si la relajación se aprende correctamente, la respiración puede dejarse para el momento o en lugar de las demandas de la contracción en particular. Esto puede funcionar para algunas mujeres en algunos partos. Sin embargo, la respiración entrenada aún puede seguir los dictados del parto, sintonizándose con cada contracción. Se aprenderá a estar consciente de los movimientos del diafragma y las costillas y volverse experto en ir de un nivel de respiración al próximo; también se puede saber en dónde se está en cuanto al parto por el nivel de respiración que se busca instintivamente, mientras que se puede equivocar sin los instintos de entrenamiento. Cada habilidad nueva que se aprende necesita práctica, tanto si es un deporte o dar a luz y no es ayudar a la principiante para que la avienten a un callejón sin salida.

La respiración se puede usar con diferente énfasis en diferentes pasos y profundidades. El sistema nervioso subconsciente es un experto en los ritmos y profundidades cambiantes para adecuarse a cualquier actividad o a la falta de ella.

Respiración por el diafragma

El diafragma es un músculo en forma de cúpula que actúa como división entre el abdomen y el pecho. Está involucrado en cada respiración, dado que no está paralizado. El énfasis en usar el diafragma provoca la respiración profunda. Se vuelve convexo como la cúpula de una mezquita cuando exhalamos y se alisa hacia abajo al inhalar. Para la última etapa del embarazo, el diafragma presiona la parte superior del útero (el fundus) si se da una respiración razonablemente profunda. Si el cérvix se ha suavizado y el parto está en marcha, esta presión es útil, presionando suavemente la cabeza del feto contra el cérvix. La presión de la parte de presentación del feto contra el cérvix libera más de las hormonas estimulantes que dicen al útero que se contraiga más firmemente (mecanismo de retroalimentación). Al ayudar a la relajación diafragmática, la respiración ayuda a añadir impulso al parto.

Si el diafragma se usa correctamente, el abdomen superior (el área del estómago) subirá y caerá, pero no el pecho. Algunas mujeres estarán cómodas cuando respiren lentamente, aun hasta el punto de solamente cuatro a seis respiraciones por minuto. Es muy difícil sentirse nerviosa por mucho tiempo mientras se respira profunda y lentamente. Por supuesto que el nerviosismo de alguna gente se mueve con ellos en cada situación como una segunda piel, pero, si se combina la respiración profunda con la técnica de repetición de palabras, finalmente el ritmo se hará cargo y concederá su efecto benéfico. La repetición puede ser monótona, pero la recompensa vale la pena y si se realiza conscientemente, cada sesión de práctica hará más fácil alcanzar un estado más profundo de calma.

Durante el principio del parto, cuando las contracciones son preocupantes pero no dolorosas en realidad, la respiración diafragmática es cómoda y práctica. No hay necesidad de continuarla en los periodos de descanso entre contracciones. Ese es un tiempo para olvidarse de respirar y dejar que la naturaleza se haga cargo de la frecuencia y profundidad de la respiración.

Respiración intercostal (torácica)

Cuando se concentra en expandir completamente el diafragma, hay una tendencia a "ir hasta el límite" al inhalar, seguido de una suave liberación y una pausa definitiva antes de la próxima respiración. Conforme el útero se vuelve de firme a duro y como roca en una contracción, la respiración intercostal puede ser incómoda. Cuando esto ocurre, la fácil solución es dejarla y continuar con la respiración torácica, un nivel ligeramente más alto de respiración con un énfasis diferente.

El cuerpo no parece requerir una total respiración en esta área, tanto la respiración torácica como la intercostal son igualmente relajantes. Cada persona desarrolla una frecuencia y profundidad para adaptarse al nivel de la contracción, lo que puede ser muy variable. En contraste a la respiración con el diafragma, la respiración torácica comprende un movimiento lateral de las costillas, para que las costillas inferiores actúen como balde, moviéndose hacia arriba y hacia fuera como un arco. Se puede conseguir la respiración profunda si se desea o también la espiración poco profunda.

Cuando se practica el nivel de respiración torácica, es importante reconocer que la profundidad de la misma es una elección personal, así como el descanso o la pausa entre las respiraciones. Mientras más profunda sea la respiración, más largo será el periodo de descanso. En otras palabras, la profundidad afecta la frecuencia.

Si el parto está progresando rápidamente, se puede usar la respiración torácica solamente por un corto tiempo. Esta no es una excusa para dejar fuera de práctica el programa de prácticas. El nivel de respiración torácica es probablemente el más cercano a la respiración fisiológica en descanso. La respiración en este nivel, por consiguiente, se siente natural y no es difícil de aprender.

Respiración con la parte superior del pecho

El útero relajado tiene forma de pera invertida, pero se vuelve más duro y más redondo cuando se contrae en un parto intenso. Las mujeres que no han sido entrenadas tienden a jadear cuando las contracciones se vuelven dolorosas, porque sienten instintivamente que el útero firme necesita espacio para contraerse sin tener que someterse a mucha presión de los movimientos respiratorios.

Para prevenir la respiración rápida caótica, es una ventaja aprender a usar la parte superior del pecho. Este tipo de respiración expande las cinco o seis costillas superiores, reduciendo la interferencia con el ahora muy fuerte útero. Se puede variar la profundidad y frecuencia de esta respiración para adaptarse a sus necesidades.

La técnica de respiración con la parte superior del pecho no es tan fácil de aprender como la respiración con el diafragma o con la parte media del pecho; se debe comenzar con un movimiento corto de las costillas superiores hacia arriba y hacia abajo, dando y liberando unas respiraciones poco profundas con las palabras "dentro-fuera". El retroceso elástico en la exhalación "afuera" permite al pecho retroceder a su posición neutral. Esta respiración es más fácil de aprender usando la boca. Después, la respiración por la nariz se puede sustituir para prevenir la resequedad de los labios, aunque la urgencia de las contracciones con frecuencia provoca la respiración por la boca a pesar del efecto de resequedad. Debe hacerse una ligera pausa después de cada respiración para que ésta no sea "dentro-fuera-dentro-fuera", sino "dentro-fuera-pausa-dentro-fuera-pausa". El periodo de pausa es muy corto, pero si no se hace, la naturaleza no tendrá tiempo para normalizar los gases sanguíneos que pueden alterarse hasta el punto de causar molestia. La gente que se estresa, demasiada respiración "afuera" los hará propensos a la hiperventilación. Los fisioterapeutas en ocasiones sugieren que la respiración debe ser muy suave, lo que es relativamente una acción lenta.

Algunas mujeres son buenas de forma natural en distinguir entre los niveles de respiración, pero otras no ven mucha diferencia.

No hay necesidad de ser muy purista o perfeccionista al respecto. El diafragma está programado para trabajar con cada respiración, para que cuando se esté usando la parte superior del pecho, se pueda detectar un latido a nivel del diafragma. Quienes no pueden distinguir el cambio del área, generalmente podrán entender la frecuencia del cambio, la profundidad del mismo y los principios generales de "más ligero", "más apretado", "más arriba" y los principios generales de "más ligero", "más alto" y "poco profundo" mientras se incrementa la contracción en cuanto a intensidad. En cualquier caso, el ritmo es probablemente mucho más importante que cualquier área de los movimientos del pecho.

La actividad pulmonar sigue a la actividad del pecho por si hay probabilidad de tener un intercambio más grande de oxígeno cuando se usa la respiración más profunda. Sin embargo, la respiración con la parte superior del pecho para el parto no es dañina, dado que no causa hiperventilación. La respiración que se ha practicado para el parto, es un proceso de encendido y apagado (de conexión), que se lleva a cabo sólo durante una contracción, que ocupará por mucho de un minuto a minuto y medio. Después de que haya un periodo de pausa al respirar, el ritmo regresa a su estado normal. El parto no es algo que probablemente ocurra más de algunas veces, sino que la respiración con la parte superior del pecho ayudará a tolerar cualquier dolor pélvico o abdominal.

Hiperventilación

La hiperventilación ocurre cuando el dióxido de carbono en la sangre cae bajo un nivel crítico. También se conoce como "Periodo de lavado de dióxido de carbono". Normalmente el gas de dióxido de carbono disuelto en la sangre mantiene un balance entre acidez y alcalinidad. Cuando este balance, conocido como el pH, se va para arriba, hay una escasez de dióxido de carbono, la sangre se vuelve más alcalina y este estado se registra en el cerebro; se sienten entonces los síntomas de respirar en exceso: todos saben la sensación de mareo que resulta de inflar muchos globos. En el parto, el mareo es generalmente el primer síntoma, seguido de piquetes o entumecimiento en la cara o en las manos. También puede haber desmayos o náuseas. Estos síntomas desagradables actúan como advertencia desde el cerebro, de que no todo está bien con los gases sanguíneos. El remedio, como en el caso de inflar globos, es simple: descansar por un rato y la naturaleza se encargará de reparar el balance. Si la hiperventilación se desarrolla durante una contracción, hay una forma rápida de levantar el nivel de dióxido de carbono; respirando con las manos ahuecadas. La falta de dióxido de carbono ocurre por la respiración excesiva; el efecto de la cura anterior dura poco tiempo, no ataca la causa. Se puede evitar la hiperventilación obedeciendo los dictados del cuerpo en pausas entre las respiraciones.

No importa qué nivel de respiración se use, los componentes son: una inhalación, una exhalación y una pausa apropiada antes de la otra. Cuando la respiración es profunda y lenta, la pausa es muy larga y cuando la respiración es poco profunda y rápida, la pausa puede ser muy corta. En actividades normales como caminar, correr y hablar, la naturaleza cuida la respiración ajustándose automáticamente a la actividad. Si se intentan actividades más difíciles, por ejemplo, nadar o cantar, se tiene que entrenar la respiración. Se puede decir lo mismo para el parto, que puede ser tanto una actividad difícil en la que no se puede ganar experiencia real antes del hecho real; este es el porqué se presta a la hiperventilación. El entrenamiento en los ritmos respiratorios, apropiados al nivel usado, disminuirá la posibilidad de hiperventilación, lo que pasa con frecuencia cuando se intenta hacer con mucha fuerza.

Si se tienen contracciones dolorosas y fuertes, el cuerpo puede desear reaccionar con una respiración poco profunda, lo que es una necesidad justamente rápida. En este caso, hay que observar el ritmo de la respiración, contar (o la pareja puede hacerlo) "y uno, y dos, y tres" y respirar cuando sea necesario y no antes.

Transición

El periodo de conversión entre la primera y segunda etapa, o el paso de la parte de presentación a través del cérvix, se considera un momento decisivo en el parto. Hablando técnicamente, la transición es cuando hay un centímetro de cérvix que aún está abierto en el frente, pero la cabeza del bebé (o parto de nalgas) ha entrado en la parte de atrás de la vagina. El impulso de empujar es más fuerte en la cumbre de las contracciones cuando el útero está presionando la cabeza hacia abajo más firmemente y se puede sentir exactamente como una urgencia a ir al baño para evacuar, pero en realidad es la presión del bebé, la señal de "estoy aquí". El personal de la sala de partos puede decir que no empuje porque hay un "borde" del cérvix en el frente, como una luna creciente que evita que el bebé tenga completo acceso a la vagina.

Una técnica de respiración satisfactoria con la que tratar esta situación es la que desviará la urgencia de empujar temporalmente hasta que el cérvix esté completamente abierto y al mismo tiempo mantener a la mujer en control del proceso. Con frecuencia, la transición es muy corta –20 minutos aproximadamente–, aunque puede tomar una hora o más y se sentirá complacida de haber alcanzado este punto alentador en el parto, que no importará lidiar con unas cuantas molestias.

Los fisioterapeutas generalmente enseñan "jadeo y soplado" para usar en la transición y muchas comadronas están familiarizadas con este excelente patrón de respiración, que se adapta exactamente a esta situación. Es satisfactorio tanto física como psicológicamente, teniendo un ritmo y secuencia que normalmente evita la hiperventilación y se puede usar a cualquier velocidad. Se puede comenzar lentamente "dentro-fuera-dentro-fuera-dentro-soplar" y acelerar como un tren de vapor cobrando velocidad y haciéndose más lento conforme se alcanza el final de la contracción. El periodo de descanso correcto entre las secuencias tiende a insertarse automáticamente, dependiendo de la velocidad total y este es el secreto para evitar la hiperventilación. Se debe recordar que la secuencia real es "dentro-fuera-dentro-fuera-dentro-soplar", no "dentro-dentro-soplar".

Un examen de transición puede revelar un borde del cérvix al frente, que es muy espeso o delgado y flexible y fácil para que la comadrona jale hacia fuera y si este es el caso, se estará lista para empujar. En ocasiones la comadrona, sabiendo que el cérvix está muy abierto, puede empujar cuando asegure la urgencia por evacuar, aunque hay alguna evidencia de que la cabeza rota más fácilmente si se permite descender al piso pélvico sin empujar. La partera puede ser capaz en realidad de ver la cabeza del bebé en la vagina, o sus dedos cubiertos con un guante pueden encontrarla. Puede ser un poco incómodo mientras la partera intenta determinar la forma en que está la cabeza, para que sepa en donde está la cara y qué tan flexionada está sobre el cuello.

Si se está en transición y aún no se tiene la necesidad de evacuar, no hay que desanimarse. Una anestesia epidural puede haber entumecido la sensación y retardado la rotación de la cabeza del feto, o ésta puede no estar presionando firmemente en la pared trasera de la vagina para producir la señal de urgencia. En esta etapa, si no se presenta la urgencia, se sugiere que la cabeza no ha comenzado a rotar o no ha descendido hacia la vagina, en donde los músculos del piso pélvico forman un canal que ayuda a rotar al bebé.

Sentarse de forma recta permite a la gravedad actuar sobre el bebé para traerlo al cérvix; es muy importante relajar el piso pélvico. Se puede desear cambiar a la respiración de la transición "jadeo y soplado"; puede ser psicológicamente alentador usar esta respiración, lo que sugiere un progreso. Alternadamente se puede usar una máscara de oxígeno.

Una vejiga llena puede impedir el progreso en la transición; si permanece hinchada mientras se empuja al bebé, la vejiga puede lastimarse. Evacuar en esta etapa del parto no es fácil porque la posición de la cabeza del bebé tiende a cerrar la uretra, sin embargo, un catéter suave, que es un tubo de plástico flexible, se puede introducir sin producir dolor hacia la vejiga para extraer la orina. Toda la operación toma sólo un minuto y no hay molestia.

Es deseable un paso rápido de la transición a la segunda etapa sin problemas y es común, particularmente para las mujeres que tienen a su segundo hijo. Lo bueno es cuando la partera manifiesta que el cérvix está abierto y se puede comenzar a empujar, sin embargo, en ocasiones el bebé se mueve muy rápido hacia debajo de la vagina y puede salirse, rasgando el tejido en proceso. En este caso se le pedirá que emplee las técnicas de retraso, como el jadeo, lo que por lo general impedirá una fuerte urgencia si es sólo por un corto tiempo.

El mejor tipo de jadeo para esta propuesta es un repetitivo "dentro-soplar-dentro-soplar-dentro-soplar", dando respiraciones poco profundas y exhalando en una acción corta y sostenida. Se pueden usar las mejillas para soplar, como aquellos querubines que soplaban el viento en los viejos mapas. Si se hace esto muy rápido, evitará que se rasgue y será un nacimiento más suave, lo que beneficia tanto al bebé como a la madre.

En el "jadeo y soplado" cortos, no se debe presentar la hiperventilación, ya que rara vez se necesita para más de unas cuantas contracciones, por el contrario, las contracciones en sí se han vuelto más cortas (30-40 segundos) y los periodos de descanso entre las contracciones se han alargado. Durante la última etapa fue de la otra forma. Las contracciones podrían durar más de un minuto y medio y el periodo de descanso se debe disminuir a un minuto o menos. Cuando el cérvix está completamente abierto, con frecuencia hay un periodo de calma en las contracciones y luego el balance de tiempo cambia (muchos libros de texto dice que todas las contracciones fuertes, tanto en la primera como en la segunda etapa, duran de 60 a 90 segundos, pero sus autores no pueden haber pasado tantas horas en una sala de parto tomando el tiempo de las contracciones).

Algunas mujeres tienen gran dificultad para evitar empujar en este momento. La urgencia puede ser una sensación corporal abrumadora, muy poderosa e inmediata, aun si se ha practicado el jadeo antiempuje, hay una tendencia a decir "tengo que empujar". No se aconseja hablar en este momento vital. La única forma para tener control de la situación es continuar el jadeo sin detenerse hasta que se termine la contracción (que es muy corta). No sólo se sentirá complacida consigo misma, sino que obtendrá elogios de los que están a su alrededor; el control está en la respiración. No en sostener con los músculos del piso pélvico. Se debe permitir al piso pélvico o perineo, a la piel y los músculos detrás de la vagina estirarse y estos soplidos cortos les dan tiempo para ello.

Segunda etapa: nacimiento

Imagina un círculo al nivel del cérvix lo suficientemente largo para permitir el paso de la cabeza del bebé. El cérvix está abierto cuando ya no es palpable, habiéndose vuelto uno solo con la pared del útero. En una contracción de empuje, los dos tercios superiores del útero se contraen mientras el tercio inferior y la vagina se estiran. La mecánica de empuje involucra la parte de presentación (por lo general la cabeza) navegando en curva en la estructura ósea de la pelvis conocida como la curva de Carus y mientras esto está pasando la abertura de la válvula se estira, el cóccix retrocede y la vagina en sí se estrecha hasta su capacidad. La vagina tiene forma de concertina, llena de pliegues que se pueden abrir, por lo general sin dolor mientras el bebé es extraído del útero hacia el mundo externo.

Si se observa la salida del hueso pélvico en las clases prenatales, se puede ver el arco púbico, los huesos en los que se sientan y el sacro y el cóccix que forman un anillo óseo y se puede estar segura de que en realidad hay espacio. Inclusive hay un estiramiento enorme de los tejidos suaves. La sensación de "reacción de pánico por el estiramiento" o tortura china se puede experimentar si el bebé sale tan rápido que no hay tiempo para adormecer de forma natural. Con el tiempo que se ha dado, el doctor o la partera adormecerán el área vulvar con analgésico local y no habrá sentimiento de estiramiento. Cualquier cosa que ocurra, hay que intentar mantener el piso pélvico relajado, lo cual no es tan difícil como suena. Es mucho más fácil relajar el piso pélvico que contraerlo mientras haya empuje real.

Una buena posición para empujar es sentarse cómodamente de forma recta con las rodillas tan abiertas como se pueda, los pies plantados firmemente y las manos bajo los muslos para que se puedan usar los brazos con el esfuerzo a la hora de empujar. O tal vez se prefiera sentarse en cuclillas, arrodillarse de forma recta o descansar en posición de burro (aunque esta última posición no tiene el mismo efecto de gravedad y el bebé saldrá por detrás, por lo que no se verá el momento en que nace). Sentarse en cuclillas y arrodillarse de forma recta son mecánicamente excelentes, pero en estas posiciones es más difícil para un doctor o partera intervenir si surge alguna necesidad. Los músculos del brazo y el cuello ayudan a empujar, arreglando las costillas para que el músculo principal, el diafragma, tenga una base firme para trabajar. Las rodillas separadas ayudan con el efecto de palanca, particularmente mientras la cabeza o la posición de nalgas comienza a coronarse, lo que quiere decir que aparecen en la abertura vaginal.

En la segunda etapa, la urgencia por evacuar dura toda la contracción; mientras comienza a producirse, se debe tomar una respiración profunda y rápida por la boca. Luego hay que aguantar la respiración por diez segundos mientras se empuja. Si lo prefiere, se puede sisear mientras se empuja.

Las mujeres que no tienen necesidad de evacuar en la segunda etapa necesitan ayuda de una partera, quien coloca su mano en el abdomen y da la señal para empujar cuando se contrae el útero. Los anestésicos son la razón principal de la falta de urgencia de evacuación. La anestesia no evita el empuje, simplemente significa que no hay sensación de empuje si la anestesia aún está funcionando.

No hay que sostener la respiración por mucho tiempo porque esto puede reducir temporalmente la provisión de oxígeno del bebé. Por otro lado, se debe ser capaz de hacer una impresión sobre el movimiento del bebé hacia el canal del parto. Un obstetra puede estar más inclinado a usar fórceps si la madre no progresa mientras empuja. Es muy tentador ayudar al bebé a salir cuando la cabeza se aleja y el bebé se pierde entre las contracciones lo que ya ha ganado durante éstas. Hay un feliz término que se puede encontrar para sí misma, entre una larga respiración y el empuje corto e ineficiente.

Parto

Es muy satisfactorio si se puede empujar la cabeza hacia fuera al nivel de las orejas. Luego se jadea (dentro-soplar-dentro-soplar) mientras sale el cuello; la cabeza "restituye", lo que quiere decir que se regresa a donde estaba antes de que rotara (liberándose ahora de la pelvis) y sale el cuerpo. En ocasiones el doctor pedirá que se de un pequeño empuje para los hombros, pero con frecuencia esto no es necesario. Jadear para el parto es generalmente sólo por unos cuantos segundos, a menos que el cordón umbilical esté alrededor del cuello. Esto no es una situación inusual o alarmante, pero ayuda si se puede jadear brevemente en lugar de empujar mientras el doctor desenreda el cordón. Usar el "dentro-soplar-dentro-soplar".

Episiotomía

Una episiotomía es un cortada pequeña hecha para que el perineo asegure más espacio, para prevenir el rasgado y el estiramiento en exceso de la vagina y para permitr que el bebé salga rápidamente. La prácitca es muy antigua; está documentada en la literatura hindú desde el 1500 a. C., muchos partos necesitan esta incisión, que más tarde se sutura.

Hay que preguntar al doctor acerca de la episiotomía y la respuesta con frecuencia será que usted intentará evitar una. A algunas mujeres les gusta prepararse para el estiramiento de la vulva estirando la abertura con sus pulgares antes del parto. Un poco de gel KY ayudará a lubricar el área. El puente del tejido que separa la vulva del ano se debe estirar hacia abajo.

Fórceps

Los romanos sin duda usaban fórceps para liberar al feto, ya que hay frisos que muestran un crudo instrumento de este tipo, pero un instrumento más temido llamado ganchillo, se volvió más popular. Los fórceps que se adaptaban a la cabeza del feto y no dañaban excesivamente a la madre, fueron inventados por la familia Chamberlen en Inglaterra en 1588, pero se guardó el secreto y lo usaron solamente los sucesores de esa familia por cuatro generaciones. La princesa Charlotte, hija del notorio príncipe Regent y heredero al trono de Inglaterra, perdió la vida después de veinticuatro horas en la segunda etapa; su hijo también murió, aunque se decía que estaba sano y fuerte. El obstetra no usó fórceps y dándose cuenta posteriormente de su error, se suicidó por los remordimientos.

Hoy en día, los fórceps se pueden usar para ayudar en el parto si no se puede empujar al bebé hacia fuera por sí misma o si los latidos del bebé indican que está sufriendo de falta de oxígeno. Otra razón para usar los fórceps, es voltear la cabeza del bebé en la posición correcta para que se pueda empujar hacia fuera. Una extracción es un parto de baja extracción con fórceps, mientras que el giro requiere generalmente una rotación de fórceps o una media extracción con fórceps. Los fórceps con diferente forma se usan para estos tipos de parto debido a las diferentes situaciones. La alta extracción con fórceps arrastra al bebé hacia abajo al nivel del cérvix con un extractor, un tipo de dispositivo de succión que se adapta a la cabeza del bebé. Sin embargo, se puede decidir que una cesárea es el curso más seguro si es difícil de alcanzar al bebé.

Parto de gemelos y nacimiento de nalgas

En estos tipos de partos, el cérvix también se tiene que dilatar; habrá algún tipo de transición o periodo de cambio. Para un parto de nalgas, a menudo hay que empujar bastante, particularmente si es el primer bebé. Es de gran ayuda si se empuja bien hasta que aparecen las nalgas, luego el doctor puede ayudar a extraer los brazos y piernas; voltea el cuerpo para que el bebé quede boca abajo, el fórceps se usa para proteger la cabeza que sale después. En ocasiones el doctor pedirá un breve periodo de jadeo mientras la cabeza desciende hacia la pelvis. Si se tiene una posición de nalgas para el primer bebé, se debe de considerar una cesárea. En cualquier caso, el obstetra se asegurará de ordenar un ultrasonido para que pueda observar con detalle la posición del bebé, el tamaño de su cabeza y la capacidad de la pelvis de la madre.

El parto de gemelos a menudo es fácil; hay dos bebés pequeños en el útero en lugar de uno grande y el primer gemelo abre el cérvix. Es interesante que el segundo gemelo no moldea su cabeza mientras la "puerta" se ha abierto con el primer gemelo. Los bebés pueden estar en casi cualquier posición: ambas cabezas hacia abajo, hacia arriba, uno de nalgas y uno de cabeza, ambos de nalgas y varias otras combinaciones; un ultrasonido ayudará a categorizar todo. La mayoría de los gemelos nacen de forma vaginal aunque los trillizos y cuatrillizos por lo general no nacen así porque los bebés son propensos a ser pequeños e inmaduros. Una cesárea podría ser la única forma de salvarlos.

Cesárea

Por supuesto que hay razones para tener una cesárea además de que el niño viene de nalgas o si es un embarazo múltiple. Las razones principales son:

- Desproporción, cuando el bebé es muy grande para la madre o está en una posición difícil.
- Una situación de emergencia para la madre, como eclampsia (ataque) debido a la repentina presión sanguínea alta.
- Una situación de emergencia para el bebé, como latidos irregulares debido a la falta de oxígeno (agotamiento del feto).
- Prolapso del cordón, en donde el cordón baja de la vagina antes que el bebé.
- Placenta previa, en donde la placenta sale primero, antes del bebé, poniendo en peligro la provisión de sangre del bebé.
- Separación de la placenta de la pared uterina antes de que nazca el bebé.
- El bebé es muy pequeño (incluyendo embarazos múltiples).
- La madre tiene una condición médica incompatible con el nacimiento vaginal (por ejemplo herpes vaginal).

Un parto por cesárea puede ser opcional (decidirse antes de que empiece el parto) o puede volverse una necesidad durante el curso del parto. Si se tiene que practicar la cesárea por alguna emergencia, con frecuencia se administra un anestésico general, pero si es opcional o si no hay prisa en especial cuando la situación ha surgido durante el parto, se puede dar un anestésico epidural.

La preparación para este tipo de nacimiento la puede proporcionar el fisioterapeuta. De hecho, muchas de las técnicas que se enseñan en las clases serán útiles si se eligió la cesárea en la última etapa del embarazo o durante el parto. Si la cesárea es opcional, se puede estar un poco nerviosa. La relajación y la respiración lenta ayudarán a mantener la calma. Estas técnicas son útiles, por lo que rara vez se administra una inyección tranquilizante, pues los analgésicos extra pueden dañar al bebé.

La mayoría de las cesáreas se realizan antes del periodo de transición, sin embargo, hay algunas mujeres que en realidad comienzan a empujar, luego, debido a la salida estrecha o a la mala posición, es imposible extraer al bebé por la vagina. Tener una cesárea después de pujar es muy raro por suerte, pues debe ser decepcionante hacer todo el trabajo y luego perderse el acto final.

El recién nacido

El recién nacido promedio es una pequeña criatura fuerte, pero debe mantenerse abrigado al salir de las aguas tropicales del útero. En la historia antigua de la humanidad se creía que en el nacimiento de los humanos el frío tenía un efecto drástico en el recién nacido. Los bebés no deseados se exponían y se dejaba que murieran de frío. Los antiguos egipcios usaban pañales y continuaron relativamente hasta nuestros tiempos. En alguna ocasión a los bebés aborígenes australianos se les frotaba con ceniza y grasa de iguana. Ambas prácticas eran para mantener el calor, aunque se pensaba que los pañales eran también para reforzar los miembros después de que estuvieron flexionados en el útero. Las incubadoras con un sobre de agua caliente debajo o alrededor de la ropa de cama fueron diseñadas desde hace más de cien años.

Los bebés prematuros son más susceptibles al frío que los bebés que llegan al término porque tienen más o no tienen grasa "café", que es una grasa que puede convertirse simplemente en energía. Hoy en día se les puede envolver en celofan para mantenerlos calientes lo más posible. Los pulmones en el niño prematuro no responden tan fácilmente porque son menos expandibles. Una sustancia resbalosa (surfactante) se secreta en el líquido de los pulmones durante las semanas finales del embarazo y esto ayuda a los pulmones a dominar la tensión de la superficie y por lo tanto a expandirse. Las mujeres que son propensas a parir a un bebé prematuro pueden recibir una inyección de un fármaco que estimula la producción surfactante y ayuda a producir las condiciones ideales para aspirar los pulmones del bebé. Los bebés prematuros de menos de treinta semanas pueden necesitar ser colocados en un ventilador para ayudarles a respirar de forma normal.

Respiración

Hay un momento muy intenso en el mecanismo físico que contribuye a ocasionar la primera respiración y esto generalmente termina en llanto. Se aprieta la pared del pecho comprimiendo los pulmones. Luego el pecho se libera mientras sale el cuerpo. Las costillas se expanden, se crea un vacío y el aire se apresura a entrar. Antes del nacimiento, hay líquido en los pulmones, algo del cual se expulsa por compresión y algo de este líquido se absorbe. Al mismo tiempo, el bebé experimenta una baja de oxígeno y un aumento de dióxido de carbono; la sangre se vuelve más ácida y esto estimula al centro respiratorio del cerebro. La estimulación externa tiende a provocar la respiración: el ruido, la luz, la pérdida inicial de calor y el aspirar fuera de la mucosa del pasaje del nacimiento.

En el siglo quince, un italiano, Bagellardo, se dio cuenta que se podía estimular a los bebés dando una pequeña palmada en su cara. El beso de la vida es más viejo de lo que podemos imaginar. Los babilonios columpiaban a los recién nacidos que se asfixiaban en un columpio especialmente construido, mientras que los escitas los tiraban en agua congelada como pureba de su resistencia. En algunas culturas se administraban los estimulantes alcohólicos.

Ahora se sabe que si el bebé se tarda en dar el primer respiro, el cerebro puede sufrir una falta de oxígeno y las células del cerebro pueden morir. Se debe hacer cada esfuero para asegurarse que esto no ocurra. Se puede pasar un tubo por la tráquea del bebé, el cual administra oxígeno con la presión correcta. Todas las salas de parto tienen este tipo de mecanismo de resucitación y un elemento de calentamiento para mantener tibio al bebé. Aunque la respiración o las palmadas al bebé puedan tener un efecto de detonante de respiración, esto no es cierto. Si el bebé no respira, se necesita oxígeno.

Después de su primer respiro, la mayoría de los bebés lloran espontáneamente, sin embargo, si se ha intubado al bebé, porque no ha comenzado a respirar, el tubo evitará el llanto. La madre tendrá la garantía de que el bebé está respirando aunque no pueda escucharlo. La mayoría de los recién nacidos respiran espontáneamente y esto es seguido de un fuerte chillido mientras expulsa el aire.

Cortando el cordón

El cordón se sujeta y luego se corta. Como una precaución exra, se le administra al bebé una inyección de vitamina K (konakion) para ayudar a la coagulación. La práctica de hoy en día es levantar al recién nacido al nivel de la madre antes de que se corte el cordón. La madre proporciona calor de su cuerpo y manos por unos cuantos minutos antes de que se envuelva al bebé. Alguna gente cree que es una buena idea esperar hasta que el cordón deje de pulsar antes de cortarlo. Esto en realidad ocurre muy rápido porque el frío afecta al cordón. Si el tipo de sangre de la madre es Rh negativo, el cordón se corta rápidamente para limitar el efecto potencial de los anticuerpos que producen ictericia. De otra forma, quizá no importe el momento en que se corta el cordón.

Prueba de Apgar

El personal de enfermería está entrenado para anotar cinco puntos acerca del bebé dentro del primer minuto del nacimiento; a estos puntos se les llama prueba de Apgar. Se repite de nuevo cinco minutos después del nacimiento. Se dan dos puntos para cada una de las siguientes categorías: ritmo cardiaco, respiración, tono muscular (tanto si el bebé está normalmente activo o si es soso), reflejos e irritabilidad, como un llanto o alguna mueca y el color de la piel. Los bebés que tienen menos de siete puntos necesitan estar en observación y los puntajes más bajos estarán acompañados de signos obvios de necesitar resucitación, pero la mayoría de puntajes de los bebés tienen siete o más puntos y suben a diez en un corto tiempo.

Posición en la cuna

Se solía poner a los recién nacidos en la cuna con la cabeza hacia abajo, imitando la posición del útero. Ahora esto se considera poco recomendable; la forma del cráneo por lo general se realiza durante el parto y es acompañado por alguna hinchazón del tejido cerebral. Ahora se inclina a los recién nacidos de otra forma para aliviar la presión dentro de la cabeza. Su cabeza está generalmente protegida por el calor extra de las primeras horas. Algunos bebés tienen una ligera hinchazón sobre los huesos del cráneo. Eso se conoce como hematoma, una cantidad de sangre que ha quedado atrapada bajo la membrana que cubre el hueso y se debe a la formación de la presión durante el proceso del nacimiento. Parece amenazador pero no es peligroso y desaparecerá en un día o dos.

Observación

Se ha sugerido que el parto es una terrible experiencia para el bebé. Las contracciones desde luego que afectan el pulso cardiaco del bebé, lo que es una salida a un signo de falta de oxígeno, sin embargo, los monitoreos normales muestran que el bebé se recupera rápidamente mientras que el trato inicial sea delicado. El bebé por lo general duerme por un rato, luego con frecuencia se presenta un periodo en vela. Es una buena idea que personal entrenado (por lo general el personal de enfermería) observe al bebé en este momento para que se puedan tratar los pequeños problemas que se presenten. Algunos bebés tienen "mucosidad", o gruñen, indicando que aún falta oxígeno.

Luego el bebé puede dormir por otras dos horas o más. Después de esta siesta, con frecuencia está mojado, mostrando que el sistema de la vejiga y los riñones están funcionando. Se da agua caliente para revisar el reflejo de tragar y para asegurarse que no hay algún "intestino ciego", un tubo digestivo que no alcance el estómago en una pieza pero termina en un saco ciego. También se debe revisar el ano para ver si está abierto y se toma la temperatura rectal. Se lava la cara para quitarle la mucosidad, el vernix y la sangre (que puede provenir de un roce o una cortada que la madre haya recibido) y posteriormente se baña al bebé (se solía hacer inmediatamente después del nacimiento pero ahora se pospone, dando tiempo al bebé para descansar después del parto).

Patent ductus

La circulación sanguínea en el bebé nonato, es diferente a la circulación que hay después del parto, porque dentro del útero no está respirando. El feto recoge oxígeno no de los pulmones sino de la placenta vía el cordón umbilical. Un pequeño tubo llamado ductus, que ha permitido que la sangre pase de la aorta a la arteria pulmonar durante la vida intrauterina, se debe cerrar al momento del nacimiento. De otra forma, la circulación pulmonar se comprometerá desviando la circulación general con déficit consecuente de oxígeno. Normalmente, el tubo sella automáticamente, pero se deja a algunos bebés con el "patent ductus", lo que ocasiona ineficiente circulación sanguínea (afectando gravemente a los bebés, lo que se conocía anteriormente como "bebés azules"). Hoy en día se les opera para corregir el defecto y esto se está haciendo mucho antes, por lo general durante el primer año. Los cirujanos pediátricos están altamente calificados para trabajar en órganos tan pequeños y hay un beneficio obvio para que el niño sea operado lo más pronto, para restaurar la circulación normal y así, el crecimiento normal.

Parto retrasado

Los bebés que nacen después de la fecha programada, pierden progresivamente la cubierta grasosa protectora que tenían en el útero, conocida como vernix. Cuando nacen, su piel se ve seca, roja y agrietada. Las células de la piel se descaman y pueden ser ingeridas hacia los pulmones. También la placenta se vuelve menos eficiente conforme madura, por lo que es menos probable purificar el líquido amniótico de una sustancia verde oscura conocida como meconio, que pasa desde el intestino. Es muy normal para el bebé pasar el meconio en el útero, pero no es normal que éste se quede en el líquido para que el bebé esté viviendo en un ambiente sucio. El meconio es una sustancia irritante, particularmente si encuentra camino hacia los pulmones, es muy pegajoso y en ocasiones mancha la piel y uñas de los bebés que nacieron después del tiempo programado. Un recién nacido que ha aspirado materia externa como el meconio, puede contraer neumonía, así que el obstetra tiene que observar los embarazos retrasados y debe aconsejar una inducción de parto para el bien del bebé.

Ictericia

La ictericia es muy común en los bebés recién nacidos; se desarrolla a partir del tercer día y se debe a la inmadurez de la función de una enzima en el hígado. El bebé se pone ligeramente amarillo. La también llamada ictericia psicológica por lo general desaparecerá dos semanas después, pero se ha descubierto que poniendo al bebé bajo una luz ultravioleta se acelera la recuperación.

Otra forma de ictericia debida a la incompatibilidad sanguínea, es más seria. Ésta es ocasionada por una diferencia del grupo sanguíneo entre la madre y el bebé, haciendo que las células sanguíneas del bebé sean "externas"; ella desarrolla anticuerpos contra estas células externas, que pueden migrar de regreso al bebé vía la placenta y destruir algunas de las células rojas de la sangre del bebé. Ahora es posible evitar que la madre produzca estos anticuerpos en muchos casos, pero la ictericia aún ocurre como resultado de algunas incompatibilidades sanguíneas. La severidad de la ictericia se puede medir por la cantidad del pigmento de la bilis (bilirrubina) en la sangre. Si éste se vuelve muy alto para la seguridad, el bebé puede recibir una transfusión en la que su sangre se intercambia por sangre sin el factor de daño.

Problemas congénitos

Los defectos congénitos son aquellos que se han desarrollado durante el embarazo y están presentes en el nacimiento. Puede tratarse de algún crecimiento anormal, por ejemplo, la presión dentro del útero en ocasiones causa deformidades en los pies llamado pie equinovaro.

Los resultados modernos para corregir esta deformidad son muy buenos si el proceso de corrección comienza inmediatamente después del nacimiento, cuando los tejidos son muy suaves y maleables. El trastorno congénito de la cadera es otra condición que es bastante fácil de corregir. Si se deja sin tratar, puede ocasionar un caminado tamblaeante. Los bebés se examinan rutinariamente al nacer por si tienen las caderas dislocadas, una holgura de las articulaciones de la cadera, lo que permite a la cabeza del fémur subirse sobre la pelvis y en parte salir de su fosa. Colocar al bebé sobre su estómago ayuda a corregir esto. Si hay una verdadera dislocación congénita, probablemente se enyesará al bebé con las piernas dobladas y hacia afuera como las patas de una rana. Cuando se ha formado una buena articulación, se puede quitar el yeso. El cuello torcido (torticolis) es otro problema ortopédico que generalmente se corrige con facilidad; es ocasionado por un pequeño nudo en el músculo en un lado del cuello sacando la cabeza de su alineación, posiblemente ocasionado por la posición del feto en el útero (pero pueden estar involucrados otros factores de desarrollo). Estirar el músculo mientras el bebé crece, corrige la condición, mientras se asegura que ambos lados de la cara reciben la adecuada circulación sanguínea.

Hay muchos otros defectos menores que pueden ocurrir y la mayoría son simples de corregir, sin embargo, como algunos son serios, todos los bebés son examinados a conciencia al momento de nacer. Un examen de sangre llamado "prueba de Guthrie" se realiza pinchando el talón del bebé para analizar la deficiencia de una enzima que afecta a un niño entre mil. Algunos defectos son obvios al momento de nacer, como el paladar hendido, falta de dedos de la mano o de los pies, mientras que otros se pueden descubrir sólo con exámenes exhaustivos.

Los bebés cuyas madres están bajo la influencia de drogas como cocaína tienen un gran riesgo de sufrir síndrome de abstinencia (pues aún están muy intoxicados). Esto ocasiona dificultades de alimentación, diarrea dolorosa y llanto constante, que puede durar meses. Un examen de orina durante el embarazo identifica a las madres que están en riesgo.

Pruebas de movimiento

Al igual que los huesos y las articulaciones, se observan los movimientos del bebé y su conducta, como evidencia del control cerebral de los nervios y músculos. Por medio de pruebas reconocidas, los especialistas pediátricos –doctores y fisioterapeutas–, pueden diagnosticar problemas neurológicos al nacer en lugar de esperar hasta que el bebé no pueda caminar o hablar y se puede comenzar un tratamiento a tiempo.

Muchas acciones del nuevo bebé son ejecutadas por el acto reflejo. Hay una relación muy compleja entre el acto reflejo que comprende el pequeño pensamiento real y el movimiento decidido y la acción innovadora iniciada por los centros más altos del cerebro. El proceso de aprendizaje consiste en dejar a un lado los patrones del cerebro. El cerebro elige la conducta más provechosa para el individuo y mucha de esta conducta aprendida, particularmente si es repetitiva, se vuelve un reflejo. Como ya se ha mencionado, algunos reflejos son innatos y algunos se aprenden. Un bebé funciona principalmente en un nivel de reflejo, pero está maravillosamente listo para almacenar los recuerdos y aprender a usarlos. El cerebro está creciendo, dejando a un lado los caminos nerviosos y un bebé normal aprende rápido. Los bebés nacen programados con la habilidad de realizar movimientos rudimentarios que les permitirán adquirir habilidades más tarde. Las pruebas muestran qué tan bien puede realizar un bebé los movimientos para alcanzar objetos, gatear y caminar. Muchas otras pruebas comprenden los ojos y las orejas, el balance, el estado de alerta y la coordinación.

Fisioterapia neonatal

Trabajar en guarderías es un área reciente para los fisioterapeutas. A los bebés que están lactando se les puede quitar la mucosa por medio de vibraciones y percusión suave de las costillas, tal vez muchas al día. Es fácil tratar a los bebés saludables para quitarles la mucosa, mientras que los bebés enfermos no sólo tienden a hacer más mucosidad, sino que están muy débiles para limpiarles sus vías respiratorias. Contagiarse de neumonía sería desastroso para un bebé enfermo.

Los fisioterapeutas con frecuencia tratan los problemas ortopédicos, ya que es probable que los tejidos estrechos necesiten estirarse, los miembros necesiten posicionarse y ejercitarse y se tengan que vendar o entablillar. Se les muestra a los padres cómo realizar el tratamiento en casa, lo que es tan importante como el tratamiento que se inició en el hospital. Los fisioterapeutas trabajarán de cerca con el pediatra si el bebé no ha pasado todas las pruebas neurológicas. Aunque hay variaciones sobre qué tan rápido los bebés comienzan a rodar y a gatear, a hablar y caminar, es posible ver por medio de las pruebas qué bebés tienen dificultades para aprender y problemas de actividad. Mientras más pronto comience el tratamiento, mejor será el resultado.

Con un buen diagnóstico y un manejo práctico temprano, muchas de las discapacidades ortopédicas y neurológicas que hacían difícil la vida para un niño en el pasado, ahora son totalmente compatibles con una vida útil y plena.

Lactancia

La lactancia desde el nacimiento es extremadamente valiosa; el calostro cremoso que se secreta por dos o tres días antes de la leche es especialmente nutritivo y protector. En el pasado, a los bebés se les negaba con frecuencia el calostro, ya que se pensaba que era peligroso de alguna forma y se le daba a un bebé más grande (nos puede parecer extraordinario que la gente pueda observar a los animales domésticos succionando desde el momento de nacer, pero tal vez esto no es tan raro cuando recordamos que hasta el siglo diecinueve los humanos no se veían a sí mismos como animales). Con frecuencia la leche materna no es considerada alimento suficiente. En el libro de Isaías, "él deberá comer mantequilla y miel", se refiere al recién nacido y otras autoridades antiguas sugieren comer pan, manzanas horneadas y carne de puerco asada. En ocasiones se les daban gotas de opio en una esponja para que el bebé dejara de llorar y si la madre no estaba bien, podía encargar el bebé a una nodriza. Había una condición llamada "sobrecubiertos", que se refería a la asfixia del bebé envuelto en los flácidos tejidos del seno de la madre sustituta comatosa.

La lactancia ha probado científicamente ser superior a todos los otros sustitutos. La leche materna contiene componentes como hierro, zinc, cobre, selenio, aluminio y titanio en niveles comparables con las mujeres alrededor del mundo,

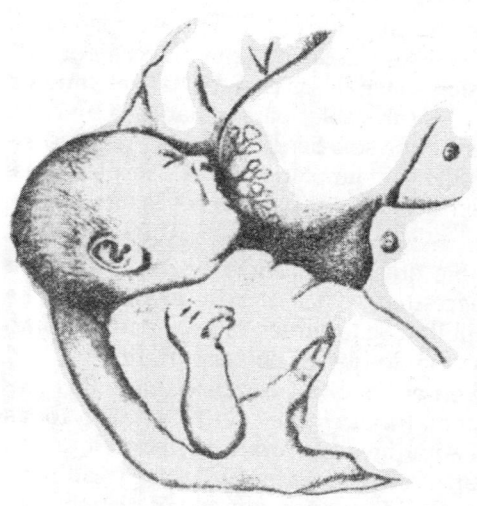

El bebé toma el pezón y la areola en su boca.

mientras que la leche de vaca tiene componentes variables, menos vitaminas y es menos digerible. La leche de vaca da menos protección contra las enfermedades y las reacciones alérgicas. Se ha establecido ahora que si un bebé es alimentdo del pecho de la madre de forma adecuada, no son necesarios los alimentos complementarios por seis meses.

Masaje al bebé: lazos afectivos

Las madres instintivamente acarician y miman a sus bebés y esta expresión de amor es casi tan importante para el niño como el alimento. Los bebés son muy entendidos y difieren en cuanto al tipo de contacto que prefieren. El masaje al bebé es una forma de incrementar la entrada sensorial al cerebro. Debe ser placentero para el bebé el efecto relajante. Muchas madres desorrallarán pequeños ejercicios y juegos también; los bebés muy inquietos con frecuencia se vuelven más tranquilos y más manejables después del masaje y los bebés con problemas neuromusculares pueden incrementar sus habilidades de aprendizaje por la estimulación sensorial mayor que se ofrece. No hay mística acerca de la técnica de masaje; de hecho, muchas madres la comienzan abrazando a sus hijos inmediatamente después del nacimiento y manteniendo esa cercanía desde entonces.

El personal de la sala de partos se da cuenta cuando una madre no abraza a su bebé, quien con vacilación lo toca sólo con los dedos, nunca usando toda su mano. Puede haber reticencia al aceptar al bebé, una renuencia psicológica a los lazos afectivos. Aunque no hay necesidad de preocuparse si una relación entre madre e hijo toma algunos días en desarrollarse, la falta del abrazo para cuando se van a casa puede apuntar a problemas futuros en la relación. Hay mucho que enseñar en cuanto a masajes para el bebé para las madres que se identifican en este grupo. Una vez que empiezan a manejar al bebé con confianza, sigue el lazo afectivo. En lugar de que el amor estimule a su manejo, el manejo puede estimular el amor y el manejo firme pero con amor es el derecho de todos los recién nacidos.

La madre

Tan pronto como termina el reto del parto, otro toma su lugar rápidamente; la personalidad del recién nacido no desperdicia tiempo en hacer sus requerimientos y hacer saber a la madre las cosas que le gustan y las cosas que no en una forma muy franca.

Tal vez la madre posnatal ya tenga una idea de los rasgos del carácter de su hijo desde la forma en que se comportó dentro del útero. Un bebé activo con largos periodos de caminata puede continuar juguetón y despierto. En lugar de intentar cambiar lo que es innato, se debería aconsejar mejor a las madres a que aprendan acerca de su bebé para que se lleve a cabo el ajuste mutuo. Los bebés son muy adaptables, pero la madre es el adulto y debe de marcar el ritmo.

Los siguientes escenarios representan las situaciones posnatales extremas, pero no están lejos de la realidad:

Escenario 1

La nueva madre ha estado en clases de cuidados del bebé y ha practicado cómo manejar al recién nacido de su vecino –sólo realizando un cambio de pañal–; ha leído acerca de la lactancia y sabe que debe asegurarse de que el bebé está bebiendo en realidad, no sólo mordisqueando y haciéndolo doloroso. También sabe que sacando algunas gotas de leche y frotando el pezón en los labios del bebé lo harán abrir su boca mientras huele el calostro. Esta madre pide al personal de la guardería que no le den a su bebé complementos alimenticios para que el bebé llegue con hambre.

Un pariente femenino llega de visita mientras está alimentando al bebé y ocurre que es un momento en que el bebé está inquieto. La parienta dice que no puede entender por qué las mujeres insisten en alimentar al bebé si las mamilas son tan útiles y todas se las pueden dar a los bebés. La nueva madre se siente enojada y molesta, es el tercer día, sus senos están apretados y ella está un poco agotada. Al quinto día ella sigue lactando. El bebé no se acomoda esa noche, pero cada vez que despierta ella lo cambia, le da de comer un poco más y firmemente lo baja, diciéndole que es de noche y se supone que todos deben estar durmiendo (ella entiende que siempre estaba oscuro en el útero y el bebé necesita asociar la oscuridad con estar dormido). Para los próximos días, la vida está con sus altibajos, pero poco a poco el bebé aprende cómo funciona esta casa y comienza a adaptarse a ella. Adaptarse fue fácil para el bebé porque los padres unánimemente le dejaron en claro que lo esperaban.

Escenario 2

La nueva madre nunca ha manejado a un bebé tan pequeño antes; carga a su nueva hija como a una frágil porcelana. La bebé tiene un llanto fino y penetrante; zangolotea su cabeza para intentar encontrar el pezón, lo pierde y lo encuentra más y más agitada. Con ayuda, la nueva madre sujeta a la bebé vagamente al pezón, lo que se vuelve más doloroso cada minuto. Para la próxima vez que la va a alimentar, la bebé parece completamente desinteresada y no está llorando sino que está medio dormida, pues se llenó en la guardería. Para el tercer día, la nueva madre tiene los senos como balones de futbol y el personal le sugiere un protector para el pezón, ya que el bebé encuentra imposible sujetarse y los pezones de la madre están agrietados y sangrando; se siente inepta, llora tan seguido como la bebé y está devastada cuando la suegra dice que debería haber previsto eso. La suegra tuvo exactamente la misma experiencia con el padre de la bebé, no lo podía alimentar; le dijeron que su leche no era buena, que era muy delgada o algo así. Se asegura que su nuera se de por vencida de una vez. El doctor y el personal no la juzgan y dejan que la nueva madre cree su propia historia. El colmo es cuando su marido se pone del lado de su madre. La nueva madre deja el hospital al séptimo día, pero descubre que alimentar a la bebé con la mamila no hace que deje de llorar gran parte de la noche. En el día el bebé duerme (en ocasiones), pero después de la mamila regurgita y la ropa y la pijama comienzan a oler. La conducta de la bebé cambia conforme pasan los meses, pero no en realidad para mejorar; pide atención de una forma o de otra y los padres hostigados hacen su mejor esfuerzo para cumplir con lo que parece querer, aunque en ocasiones esto es difícil de determinar.

Los primeros dos o tres días, mientras los senos está secretando calostro y no están apretados, dando lugar a una buena oportunidad para la cooperación madre-hija en la experiencia de succionar, la bebé debe de ser retirada suavemente del pezón (un dedo en la boca rompe la succión) si no tiene toda la areola dentro de la boca. Esto evita que duelan los pezones. Algunos bebés tienen tremendo poder de succión, lo que puede crear dolor aun cuando la técnica de alimentación es la correcta. También durante este periodo, la nueva madre puede aprender a relajarse (usando las habilidades que aprendió en las clases prenatales), lo que alentará la expulsión de la leche, facilitando que la bebé tome leche. El útero se puede contraer mientras el bebé se alimenta, esto es porque la oxitocina, la hormona que ocasiona el reflejo de expulsión, también estimula al útero. Los dolores posteriores son en realidad contracciones dolorosas que rara vez son una preocupación para las nuevas madres. Después del segundo y de subsecuentes nacimientos, tienden a ser más fuertes y se pueden necesitar analgésicos. Presuntamente la oxitocina está en el mayor suministro por segunda o tercera vez. Las madres experimentadas tienden a tener un mejor reflejo de expulsión.

Tres condiciones de problemas posnatales, conocidos como las tres D, aparecen dentro de los días o inmediatamente después del nacimiento; esto son: dolor en el pecho, dolor en los glúteos y dolor en la espalda. Cuando la nueva madre (o madre de dos, tres, o más hijos) regresa a casa, probablemente no está sólo ocupada sino sujeta al exceso de cansancio y cualquier problema físico adicional podría ser el último colmo, así que el tratamiento en el hospital es lo mejor.

Dolor de senos

Los problemas posnatales del seno siguen después de cuatro etapas progresivas:

- Hinchazón.
- Ducto lácteo bloqueado.
- Infección e inflamación (mastitis).
- Abscesos en los senos.

Las nuevas madres pueden estar contrariadas por lo que sienten en los senos cuando la leche está saliendo. En ese momento, los nervios de los senos han aumentado la sensación; hormiguean, están sensibles y dilatados. Muchas mujeres encuentran esta sensación exquisitamente placentera, pero las menos que probablemente rechacen la reacción, mejor que estén prevenidas.

Un seno hinchado está congestionado y se siente pesado, tibio y doloroso. Si los senos se dilatan o el bebé no se alimenta bien en uno de los senos, puede dar como resultado un ducto bloqueado. Los gérmenes de la boca del bebé fluyen hacia los ductos de la leche mientras se alimenta. Esto no importa mientras los ductos estén abiertos, pero un ducto bloqueado da oportunidad a los gérmenes a multiplicarse en un ambiente cálido. Un ducto bloqueado se siente abultado y en ocasiones causa dolor. Generalmente aparece en un cuadrante solamente, pero puede afectar a todo el seno.

La mastitis es una infección que con frecuencia causa dolor y en ocasiones venas rojas que parten del área infectada. Las glándulas sensibles en la axila pueden ocasionar dolor al levantar el brazo y con frecuencia hay un absceso de pus encapsulada, lo que puede requerir que se drene quirúrgicamente.

La hinchazón y los ductos bloqueados los puede tratar con éxito un fisioterapeuta con ultrasonido o TIF. La mastitis necesita el mismo tratamiento, sin embargo, si se tiene temperatura, se recetarán antibióticos. El tratamiento con fisioterapia no debe

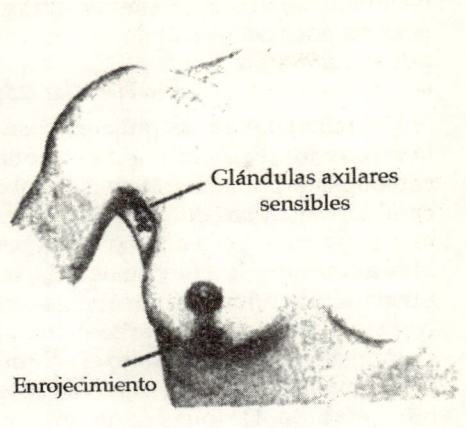

Glándulas axilares sensibles

Enrojecimiento

detenerse hasta que el seno haya regresado a su estado normal. Los fármacos neutralizan la infección, pero es el tratamiento (y el bebé) lo que normaliza los ductos.

Dolor de glúteos

El dolor de glúteos por lo general es el resultado de una cortada o desgarre mientras se daba a luz. El desgarre en las terminales nerviosas puede ocasionar que el músculo del piso pélvico pierda tonicidad (firmeza) prolongadamente. El daño al área del perineo puede tomar la forma de una herida significativa, un hematoma bajo la piel o una lenta filtración de sangre hacia los tejidos. Una episiotomía larga pudo haber sido necesaria y se insertaron muchas suturas.

Los problemas como este hacen el área más sensible y si no se trata, puede continuar la molestia por dos o tres semanas; el tiempo ayudará a curar, pero mientras se querrá asumir las actividades normales que incluyen alimentar a un nuevo bebé. En ocasiones sentarse es doloroso, así que el bebé se debe alimentar estando recostada y esto no es adecuado para todos los bebés.

El ultrasonido ayuda a un problema perineal de cualquier magnitud significativa; reduce la hinchazón mejorando la circulación y la actividad celular estimulante. El dolor desaparece rápidamente y el moretón disminuye. El aumento inmediato en la comodidad hace que el tratamiento valga la pena. En ocasiones la cirugía se indica en casos en que el problema subyacente, particularmente el sangrado, aún es aparente. El ultrasonido ayudará a la recuperación después de la cirugía.

Dolor de espalda

No es inusual para las mujeres posnatales quejarse de dolores en la espina lumbar y la región sacroilíaca cuando se agachan para cambiar los pañales y bañar al bebé. Obviamente la mesa para cambiarlo y la bañera deben estar a la altura correcta para evitar este problema, pero algunas mujeres son extremadamente sensibles al mínimo intento de agacharse durante la primera semana posnatal. Para los últimos meses del embarazo, el útero alargado ha actuado esencialmente como tablilla para la columna y parecería que el cambio repentino en el centro de la gravedad, sin peso extra en el frente, podría ser la razón de las punzadas dolorosas en la espalda. Después de un examen, el espasmo muscular y el dolor se pueden encontrar con frecuencia a lo largo de la parte inferior de la columna, proveniente del área de la cadera en uno o ambos lados. Un remedio simple es recostarse sobre el estómago y dejar los músculos de la espalda totalmente relajados. El dolor de espalda posnatal es rara vez una preocupación seria a menos que haya algún problema que ya tiene tiempo, pero como cualquier interferencia al tiempo que se llevan los lazos afectivos, es indeseable tanto para la madre como para el bebé; la condición merece ser atendida. El ultrasonido es un tratamiento simple que rara vez falla para aliviar esta condición.

En ocasiones el dolor de espalda es tan abajo que se le puede clasificar como "dolor de glúteos", pero este es el dolor de cóccix, no está dañado el tejido perineal. Mientras la cabeza del bebé pasa por la salida pélvica, el cóccix se dobla hacia atrás. Cuando está muy apretado, este hueso puede ser brevemente empujado hacia fuera de la articulación o inclusive se puede fracturar. Por lo general regresa a su posición normal, pero el estirar excesivamente la articulación sacrococcígea puede hacer que toda el área sea extremadamente dolorosa. Cualquier intento por mover el cóccix, lo que ocurre automáticamente mientras se sienta y a la hora de estar sentado y pararse, puede ser terriblemente doloroso. El tratamiento diario con ultrasonido ayudará y sentarse en un anillo de hule espuma para que el cóccix no tenga presión. Si esta condición no se trata, podría tardar semanas o incluso meses antes de que uno se pueda sentar cómodamente. Al dejar el hospital se necesitan continuar los tratamientos con ultrasonido. La única alternativa para la fisioterapia es quitar el cóccix y sólo algunas mujeres quieren esta cirugía en cualquier momento, sobre todo después de haber dado a luz. La mayoría de las mujeres están propensas a intentar el método más conservador para aliviar el dolor.

Las primeras seis semanas

Para las seis semanas después del parto, el cuerpo gradualmente comenzará a regresar a su estado anterior. Durante este periodo el útero sangra, deshaciéndose por sí solo de los productos del embarazo. La placenta se desprendió al momento del parto, pero también se debe despojar de la pared del útero. Se deben usar toallas sanitarias, no tampones a menos que se vaya a nadar. El despojo de la pared uterina es una sustancia nutritiva que es un medio ideal para que se desarrollen los gérmenes, particularmente si este líquido se estanca por el tiempo que permanezca el tampón. Si esto ocurre, se puede tener un shock tóxico, una rara condición ocasionada por una acumulación de organismos infecciosos que se multiplican rápidamente y, en algunos casos, llevan a algún tipo de envenenamiento rápido de la sangre. Una esponja de mar puede ser menos irritante que el tampón, pero se debe de enjuagar y cambiar con frecuencia.

Las mujeres posnatales tienden a descuidar los ejercicios al estar más interesadas en su nuevo niño que en ellas mismas. Al temer por el colapso total de la figura de su pareja, algunos hombres intentan convencerlas de cualquier tipo de rutina de ejercicios, pero las mujeres deben ser advertidas contra el ejercicio excesivo muy pronto después del nacimiento.

Aunque es extremadamente rara una condición llamada émbolo de aire, puede ocurrir mientras las arterias uterinas no están selladas firmemente; se trata de la obstrucción de un vaso sanguíneo por una burbuja de aire. Se cree que la causa se vuelve al revés –ponerse de cabeza o haciendo bicicletas con las piernas sobre la cabeza. Estas posiciones podrían quitar aire del útero. Cuando el cuerpo está recto de nuevo, se puede succionar una burbuja de aire de un vaso sanguíneo uterino por la baja repentina del diafragma y puede pasar hacia la circulación bloqueando un vaso sanguíneo principal que proporciona oxígeno a los pulmones, al corazón o al cerebro.

No hay de qué preocuparse, sin embargo se le da un bastón para los ejercicios recomendados por seis semanas. Las mujeres que nadan en el periodo posnatal no deben nadar en modo de pato y las fanáticas del ejercicio deberán montar bicicletas estacionarias (de la forma correcta). Seis semanas después el sangrado ya debió de haber disminuido o detenido por completo. Luego los ejercicios del pino se pueden reanudar sin nada más dañino que una avergonzante caída cuando se está expulsando el aire uterino.

Durante la primera semana después del parto, se deben hacer ejercicios en el hospital para que todas las mujeres posnatales progresen a su propio ritmo. La clase incluirá a quienes han tenido un parto difícil y con fórceps o una cesárea. La única diferencia para estas mujeres es que pueden haber progresado más lentamente. Hay fisioterapeutas disponibles todos los días y se alienta a las mujeres

---

Ejercicios en casa
(Hasta que el bebé tenga 6 semanas)

1. a) *Sumir el estómago.*
   b) *Sumir la cintura haciéndola como un reloj de arena.*
   c) *Levantar el piso pélvico.*
   (Hacer estos ejercicios cada vez que piense en ellos varias veces al día.)
2. *Recostarse con las rodillas dobladas, colocar ambas manos sobre el estómago y presionar hacia adentro. Levantar la cabeza (estrecha el espacio entre los músculos del recto).*
3. a) *Recostarse sobre el estómago con las manos bajo la frente, levantar la cabeza, manos y brazos (separar el torso de la cama al levantar la cintura).*
   b) *Levantar las piernas, sostenerlas derechas con los talones juntos (esto refuerza la parte baja de la espalda).*
4. *Presionar y jalar. Pararse con las palmas juntas y presionadas, los codos hacia fuera. Luego sujetar los dedos entrelazados y jalar (esto evita que se caigan los senos y los hombros redondos).*
5. *Caminar. Caminar de puntas, con las rodillas derechas como soldado o marioneta (esto ayuda a corregir cualquier error de postura).*

Remedio para la hinchazón de los senos:
- *Es un alivio simple que se puede hacer en casa para el dolor en los senos: insertar una hoja de col dentro de la copa del sostén. Se cree que las hojas contienen una sustancia suavizante, lo que saca el calor de los senos hinchados y apretados.*

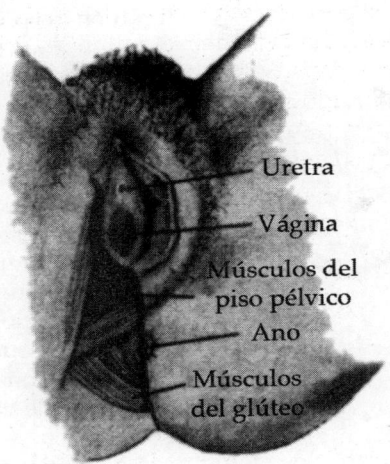

El piso pélvico

a continuar los ejercicos al regresar a casa. Los ejercicios posnatales son muy demandantes no porque tomen tiempo para realizarlos, sino porque los músculos estrechos necesitan trabajarse muchas veces al día para regenerarse. Hay dos juegos de músculos que se han estirado en exceso: los músculos abdominales y los músculos del piso pélvico (si ha sido un parto vaginal). Además, los músculos de los muslos y las nalgas necesitan tonificarse porque cuando se está embarazada y se es muy pesada a los ocho meses aproximadamente, no se mantiene el nivel de actividad normal para la edad. Rara vez se echa una a correr para subir escaleras o para alcanzar el autobús.

Ejercicios abdominales

Hay tres capas de músculos en el abdomen y cada una debe tener su propio énfasis especial para ayudar a reafirmar y juntarlos en el centro. Primero se puede sentir un bulto entre los dos músculos (rectos) de abajo hacia arriba. Cuando se recuesta sobre la espalda y levanta la cabeza, los dedos encontrarán un espacio que va de arriba hacia abajo del ombligo, esto puede ser un poco desconcertante, pero los ejercicios de resistencia ayudan a ampliar los músculos y a llenar el espacio. Justo después del nacimiento, el área del diafragma se puede sostener en pliegues de "piel extra". Esto

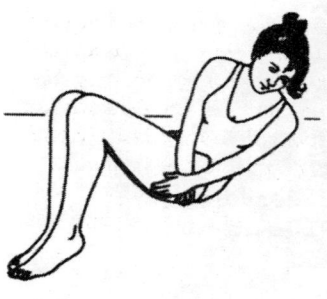

también responderá a intensificar, si se hace varias veces al día y combinando los ejercicios de resistencia.

Los ejercicios de resistencia siguen la dirección de contraer los músculos oblicuos, internos y externos. Esto forma una cruz y luego agreguen fuerza, como un corsé natural con fibras que van en sentidos opuestos. Se ha descubierto que los ejercicios de resistencia son los más fuertes y más útiles de todos los ejercicios isotónicos para los músculos del abdomen. Los ejercicios isométricos o estáticos también son importantes.

El fisioterapeuta puede sugerir sumir el estómago y la cintura más de cincuenta veces al día en una rutina "corta y frecuente".

Ejercicios para el piso pélvico

Los músculos del piso pélvico también responden bien a los ejercicios de alta repetición, sin embargo, ya que el piso pélvico se ha estirado hasta su capacidad durante el parto, se cansará fácilmente, así que los ejercicios se deberán hacer con cuidado. A algunas pacientes se les dice que trabajen el piso pélvico reduciendo la velocidad o deteniendo la corriente de la orina cuando van al baño. Esta es una práctica razonable si se usa como prrueba, pero si se hace de forma habitual, podría ocasionar problemas más adelante. Una madre posnatal de uno o dos días, puede darse cuenta que simplemente no puede tener ningún efecto en la corriente de orina. La mejor forma para trabajar el piso pélvico es recordar cómo se sentía antes de que naciera al bebé e intentar reproducir la misma acción en cualquier momento en cualquier posición, no necesariamente en el baño. Se deben hacer no más de cinco repeticiones a la vez durante la primera semana. En ocasiones el piso pélvico es tan débil y está tan estirado que tolerará sólo una repetición, después de la cual los nervios no se conducirán por algunos segundos y descubrirá qué tan rápido se cansa el piso pélvico y gradualmente se incrementa el número de contracciones que se pueden hacer a la vez. Las mujeres que han tenido una ce-

Ejercicios para el piso pélvico

1. **Relatividad**
Sentarse en una silla con las rodillas separasdas. Recargarse y jalar el pasaje de la espalda hacia adentro y hacia fuera del asiento de la silla. Aguantar de dos a cuatro segundos y luego relajarse. Sentarse hacia delante con los codos sore las rodillas. Jalar el pasaje frontal hacia el hueso púbico. Sentir cómo se desliza hacia adenante en el asiento de la silla.

2. **Movimiento de cola**
En la Posión de burro, contraer los músculos del piso pélvico sobre un lado y luego sobre el otro.

3. **Elevador**
Mientras está parada, intente jalar el piso pélvico en etapas, como un elevador deteniéndose en todos los pisos (con cuatro pisos está muy bien). Conforme se incrementa la habilidad, intente dejar el piso pélvico abajo deteniéndose en los cuatro pisos.

4. **Pies arriba**
Recostarse en un plano inclinado y mover los pies hacia arriba y hacia abajo en un circulo. Jalar el piso pélvico y relajarlo a ritmo con los pies. Este ejercicio le ayudará a deshacerse del exceso de líquido.

sárea aún necesitan ejercitar el piso pélvico porque las hormonas activas en el embarazo generalmente ocasionan alguna falta de tonicidad muscular. Un buen número de mujeres posnatales tienen hemorroides que se desarrollan durante la última etapa del embarazo o cuando el ano se estiró en el embarazo. Los ejercicios del piso pélvico ayudarán a establecer un mejor flujo de sangre en el área hasta que la condición desaparezca. El ultrasonido puede ser de mucha ayuda también.

Hinchazón o problemas en las venas

Los ejercicios de la circulación son vitales para la hinchazón restante o para los problemas de venas. Una pierna que duele puede desarrollarse cuando regresa el periodo. Los ejercicios que hacen trabajar los pies, rodillas y caderas, intercalados con tiempos de descanso con el pie o pies arriba sobre un taburete, se deben hacer con frecuencia todos los días. Abundantes caminatas vigorizantes y manteniendo la pierna adolorida arriba tanto como se pueda para evitar más adelante un daño a las venas.

Postura

Los ejercicios de postura son importantes porque el centro de la gravedad del cuerpo se ha movido hacia atrás durante el embarazo debido al peso extra en el frente. En los primeros días después del parto, algunas mujeres mantienen la postura del embarazo, inclinándose hacia atrás y creyendo que aún están embarazadas.

Las madres posnatales tienen que llevar a su bebé, cuidarlo, bañarlo y cambiarlo –todas las posiciones en las que se ensancha la espalda. Para evitar que duelan el cuello y la parte alta del pecho, entre los omóplatos, etc., se mandan ejercicios para la caja pélvica, así como para los hombros y la escápula. Las aves tienen los músculos escapulares enormemente fuertes para poder volar. El correspondiente juego de músculos en los humanos es necesario para mantener una postura recta; estos músculos también ayudan a evitar la flacidez en los senos.

Durante este periodo de seis semanas, los huesos pélvicos están tan apretados (sus ligamentos se suavizaron un poco durante el embarazo para que la pelvis pudiera estirarse) y es mejor no levantar objetos pesados, especialmente en una posción en la que se está muy doblada. El levantar sin tener cuidado puede ocasionar presión en la espalda.

Seis semanas después

No hay que asistir a clases de aerobics hasta después de seis semanas, inclusive a clases de bajo impacto, pues son difíciles para el piso pélvico; existe el riesgo de hacer ejercicios abdominales inadecuados lastimando la espalda y la oportunidad de olvidarse que no se debe estar de arriba a abajo.

En un momento entre las seis semanas y tres meses después del nacimiento, se debe sentir lista para intentar ejercicios más difíciles como los aerobics, sin embargo es muy probable que se sienta un poco perezosa debido a la falta de sueño y a estar sentada tanto tiempo mientras alimenta al bebé. Si no se siente adecuada para los aerobics o para los deportes, o si tiene sobrepeso, se puede acudir con el fisioterapeuta a clases de ejercicios de recuperación para poder trabajar gradualmente.

Probablemente no se deba empezar a trotar hasta después de las primeras seis semanas, ya que el impacto tiende a lastimar el piso pélvico que se ha estirado y es bueno posponer el deporte muy activo hasta que el cuerpo haya tenido la oportunidad de regresar a su estado normal. Hay excepciones para esto y se debe jugar un partido antes de que se cumplan las seis semanas; pregunte a su doctor o fisioterapeuta. Alguna gente parece recuperar la forma rápidamente.

Así que hay que disfrutar el interludio posnatal (si se puede), dejar que todos la esperen y no se preocupe si no hay tiempo para hacer ejercicios de forma seria. Unas cuantas contracciones musculares y estomacales y ejercicios de postura son muy aceptables para este momento especial y evitarán que se paralicen y si está lactando, cinco o seis veces al día se producirá la hormona llamada prolactina, que apaga la ovulación, así que se tiene un anticonceptivo natural. Sin embargo, sólo para estar segura, el doctor puede recetar un mini píldora.

Muesli para el estreñimiento

2 tazas de copos de avena
2 tazas de Allbran
2 tazas de salvado natural
½ taza de semillas de girasol
½ taza de nuez molida
½ taza de sultanas (opcional)

Poner todo en un tazón con leche o jugo de fruta, que sea lo último que se ingiere en la noche.

---

5. Problemas ginecológicos y de la vejiga

Toda la fuerza muscular para cualquier problema ginecológico implica ejercitar los músculos del piso pélvico, un pequeño grupo de músculos vitales que protegen la entrada a los órganos genitales y excretores. El piso pélvico femenino está mucho más en riesgo que el masculino, ya que los hombres tienen otras salvaguardias para soportar sus órganos. Si se le ha enviado con un terapeuta para aprender ejercicios del piso pélvico, deberán evaluarse primero la efectividad de los músculos como apoyo y un dispositivo de cierre. El fisioterapeuta le pedirá que describa sus síntomas y probablemente la examine vaginalmente, es lo que hace una comadrona (algunas mujeres van a su primer sesión usando ropa deportiva, pero no son necesarias a menos que se esté yendo a clases para recuperar la forma).

Los fisioterapeutas pueden ayudar con una gama de condiciones de la vejiga y ginecológicas, incluyendo los músculos débiles del piso pélvico, prolapso, entrada de aire por la vagina, cicatrices de episiotomía que ocasionan dificultades sexuales y dolor pélvico y malestar. También pueden aconsejar a los pacientes antes y después de una operación. Los ejercicios y el tratamiento eléctrico son los métodos estándar conservadores para este grupo de discapacidades.

Piso pélvico débil

El piso pélvico es una plataforma muscular compleja que contiene los órganos pélvicos. Un piso pélvico normal no se cae, forma un ángulo y su eje es una línea recta entre el cóccix y el hueso púbico. Un piso pélvico descuidado se cae como un trampolín gastado. Para entender la condición y el estado de este músculo estratégico, el fisioterapeuta le examinará insertando dos dedos suavemente en la vagina para sentir qué parte de la plataforma muscular no está funcionando eficientemente. Cuando se pida contraer los músculos, jalar hacia adentro, la fuerza del piso pélvico se puede sentir y cualquier área débil o debilidad en general se puede descubrir y solicitar su atención. En ocasiones, un lado del anillo muscular es más débil que el otro, posiblemente debido al daño ocasionado mientras daba a luz. Con frecuencia la capa muscular en la entrada de la vagina es débil y delgada, asemejando una liga. El tejido muscular se debe extender hacia arriba de la vagina para que, en estado normal, la presión que ejerce se extienda. Ocasionalmente puede no sentirse ninguna contracción muscular, esto puede sonar como una situación esperanzadora, pero los músculos pueden estar entrenados. Cualquier músculo tiene la habilidad de mejorar su tonicidad si su provisión de nervios está intacta. Si una mujer tiene síntomas a pesar de tener un buen piso pélvico, se debe buscar otra explicación para los síntomas y se debe tratar.

Ejercitar el piso pélvico mejorará el abastecimiento de sangre a los músculos y la respuesta de los nervios en el área, reparándolo más rápidamente de cualquier daño a la hora del parto. Comience contrayendo el ano mientras se controla el paso de aire y una vez que se ha registrado esta acción en la mente, intentar contraer hacia delante, intente tirar trayendo la acción de cabestrillo alrededor de la vagina. El piso pélvico funciona como unidad. Mientras se aprende a usarlo, se pueden identificar las partes por separado de esa unidad, pero al principio mantengalo simple. El ejercicio puede hacerse en cualquier posición y se debe practicar muchas veces al día; nadie sabrá que lo está haciendo a menos que usted asuma las extrañas expresiones faciales.

Antaño se pensaba que las mujeres que habitualmente montaban a caballo podían tener el "músculo anclado", lo que llevaría a partos difíciles. Ahora se sabe que ejercitar el piso pélvico lo hace más fuerte, mucho más elástico y plegable. Aunque un buen momento para tomar conciencia del piso pélvico es cuando se tiene o se ha tenido un bebé, nunca es tarde para comenzar, siempre se tendrá la recompensa; sexualmente, como apoyo y para controlar las salidas del cuerpo.

Prolapso uterino y bajo cérvix

Cuando un órgano pélvico cae de su posición normal, la condición es llamada prolapso. Dar a luz es la causa principal del prolapso. Los tejidos suaves en la base de la pelvis se tienen que estirar a toda su capacidad cuando el bebé es expulsado. Los ejercicios posnatales ayudan a reforzar un área vaginal débil y abierta, pero sólo algunas mujeres se dan cuenta cuánto trabajo tienen que hacer. Corregir la angulación pélvica también ayuda a contener los órganos pélvicos que deben descansar en el hueso púbico en lugar de caerse a través del "hueco" de un piso pélvico débil. La mejor posición para el útero vacío es estar enroscado hacia delante sobre la vejiga. Cualquier otra posición lo hace más probable a un prolapso.

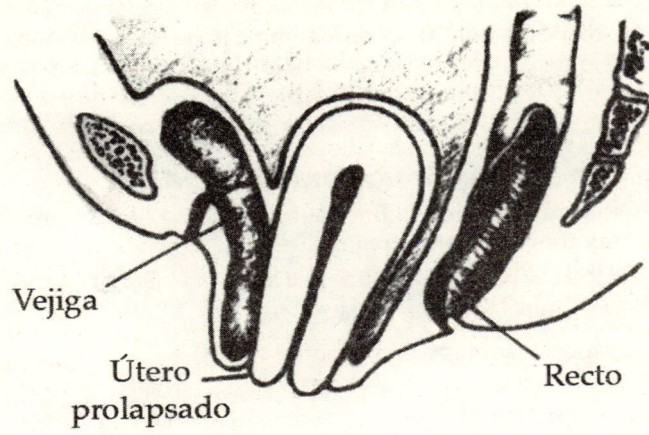

Vejiga

Útero prolapsado

Recto

Un ginecólogo puede enviarla a un fisioterapeuta si se tienen principios de prolapso uterino, un bajo cérvix. Si también se tiene un piso pélvico débil y una amplia abertura vaginal, se tienen todos los indicios de problemas futuros, pero la condición con frecuencia se puede rectificar con un tratamiento a tiempo.

Los síntomas del prolapso uterino pueden incluir:
- Molestia en la vagina (sentimiento de estar llena).
- Sensación de presión (sentimiento de empujar).
- Sensación de que está colgando.

El fisioterapeuta sentirá el cérvix durante el exámen vaginal. Si el cérvix es fácil de alcanzar, se describe como "bajo" y puede estar clasificado como prolapso de primer grado. En el prolapso de segundo grado, el cérvix está cerca de la entrada de la vagina. Si este es el caso, es probable que se sugiera una operación. Si el útero está completamente prolapsado, una condición conocida como procidentia, en que la vagina se voltea y aparece en la entrada de la vulva. Afortunadamente, esta condición es rara, requiere cirugía y no se puede curar por medio de la fisioterapia.

Cuando se tiene cualquiera de estos síntomas, se puede despertar sintiéndose bien, esto es porque se ha estado horizontal por algunas horas. Para la hora del almuerzo o más tarde durante la tarde, se siente muy incómoda y es buen momento para hacer lo que se llama "posturas" por un periodo de diez minutos o más, permitiendo que el tejido prolapsado se vaya hacia atrás. También se puede ejercitar el piso pélvico en esta posición. Si no hay otra condición corporal que lo evite, es una buena idea levantar los glúteos de la cama, con un ladrillo bajo cada pierna. La posición inclinada permite algunas posturas mientras se duerme y con frecuencia es muy efectiva para ayudar a reducir el prolapso.

Prolapso vaginal (parcial)

El prolapso vaginal es generalmente menos serio que un prolapso uterino. Hay tres tipos principales:

- Cistocele (prolapso de una parte de la vejiga).
- Uretrocele (prolapso de la uretra).
- Rectocele (prolapso de la pared rectal).

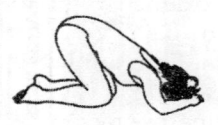

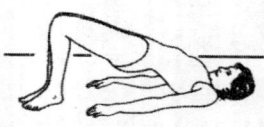

Posturas para el prolapso

1. Sentarse en una silla acolchada. Atraer los músculos del recto y despegarse de la silla.
2. Sentarse hacia delante sobre una silla con las rodillas bien separadas. Atraer el recto, poner los dedos en el hueso púbico e intentar jalar los músculos hacia los dedos.
3. Recostarse sobre la espalda, con las rodillas dobladas. Sentarse mientras contrae el piso pélvico; relajarlo mientras se recuesta de nuevo.
4. Glúteos hacia arriba.
5. Arrodillarse y descansar los codos sobre el piso. Mantener las nalgas arriba, la espalda abajo. Contraer el piso pélvico algunas veces. Permanecer en esta posición por diez minutos.
6. Puente.
7. Recostarse con las rodillas separadas, levantar los glúteos lo más alto posible. Permanecer en esta posición por diez minutos.

Cualquiera de estos prolapsos parciales pueden ocurrir solos o junto con otro o con el prolapso uterino. Un uretrocele y un cistocele con frecuencia se combinan (cistouretrocele) y puede ocasionar debilidad de la vejiga, y un rectocele puede dificultar vaciar el recto por completo. Estas condiciones generalmente no son peligrosas, pero hacen sentir incomodidad y vulnerabilidad; son comúnes en mujeres que han tenido varios hijos pero puede ocurrir después del primero. La presión de la cabeza del bebé puede estirar los ligamentos que soportan la vejiga y mientras la vagina comparte su pared trasera con el recto, el estiramiento puede ocasionar la formación de un tipo de bolsillo justo dentro del ano. La materia fecal se puede quedar atrapada en este bolsillo y en ocasiones es difícil de expulsar. En lugar de presionar, lo que generalmente no sirve y puede ser dañino, se puede presionar firmemente en el puente del tejido entre la abertura vaginal y el ano. Esta acción saca cualquier materia que haya estado atrapada en el bolsillo. La cirugía se recomienda rara vez para un rectocele, a menos que sea para reparar alguna otra forma de prolapso que exista. La situación mejora notablemente si se refuerza la parte relevante del piso pélvico.

Entrada de aire a la vagina

Si la vagina está muy abierta, hay una tendencia a que el aire y el agua entren en ciertas posturas. El agua puede entrar a la vagina durante un baño o mientras nada, pero tan pronto como se para sale de nuevo. Sin embargo, el aire puede permanecer más tiempo en la vagina y su salida no es fácil de controlar. Puede provocar un ruido embarazoso mientras sale. Las paredes vaginales pueden inclusive hacer un ruido como de golpeteo o chasquido mientras se camina, como cuando se juntan las bolas de billar. La condición se cura generalmente por medio de ejercicios rigurosos del piso pélvico. El ejercicio aprieta los músculos que hasta cierto punto determinan el tamaño de la vagina; una amplia vagina –una que permite tres dedos– es normal después del parto, pero una vagina en la que caben 5 dedos da poco apoyo y ocasiona problemas por la entrada de aire y agua.

Problemas sexuales

Hay dos condiciones vaginales que pueden interferir con la satisfacción sexual: una vagina que es muy suelta y una vagina que es muy estrecha. La soltura es natural después del parto, pero la vagina no debe permanecer así. Las paredes vaginales débiles, estiradas, no tienen elasticidad. El resultado es muy poca satisfacción para la pareja. La estrechez, acompañada de dolor, por lo general es ocasionada por cicatrices ya sea después de la episiotomía o después de la cirugía y la cicatriz no "cede". Los obstetras y cirujanos en general están conscientes de estas dificultades y siempre intentarán dejarla con una vagina móvil, sin embargo, si hay un problema, un fisioterapeuta da tratamiento eléctrico que puede ayudar a resolver la cicatriz y regenera la flexibilidad requerida.

Dolor pélvico

Las mujeres están muy sujetas a sentir dolores vagos en la pelvis y el bajo abdomen. El dolor puede deberse a los periodos, la ovulación, la endometriosis, quistes ováricos o hasta alguna fuente más remota. Por el contrario, el dolor que proviene de los órganos pélvicos con frecuencia involucra la espalda y ya que esta es una condición ortopédica, puede ser difícil distinguir de una ginecológica. Si hay alguna sospecha de que está presente proceso de enfermedad, el ginecólogo investigará haciendo una pequeña incisión en el ombligo e insertando un laparoscopio, un instrumento con una cámara que se usa para examinar los órganos del abdomen y la pelvis. Si el laparoscopio no muestra enfermedad, la causa podría ser un problema de la columna o algun trastorno funcional pélvico. Tanto éste como el problema de la columna se pueden turnar a un fisioterapeuta. Con frecuencia el dolor pélvico es muy difícil de rastrear y curar. La lista que se presenta a continuación da algunas respuestas de los fisioterapeutas por algunos tipos comúnes de dolor pélvico:

Proctalgia fugaz (espasmo del piso pélvico)

Esta condición menor tiene un nombre muy complejo; significa dolor efímero en el recto y puede ser fugaz pero nadie que lo tenga sabe todo acerca de él. El espasmo del piso pélvico ocurre en hombres y mujeres, pero con más frecuencia en las mujeres. Un episodio corto y agudo de dolor ocasionado por un calambre en los músculos que rodean y se siente dentro o cerca del recto con frecuencia de un lado aunque puede extenderse al otro. El espasmo se puede confundir con dolor en el colon y lleva a investigaciones exploratorias inapropiadas. Con frecuencia, el dolor es acompañado por un sentimiento de tener los intestinos ocupados y es severo e incapacita temporalmente. El tratamiento eléctrico suaviza los nervios que están muy activos y ha probado ser muy benéfico, ocasionando que los episodios de dolor se calmen después de dos o tres tratamientos y con frecuencia desaparecen por completo.

Endometriosis

La endometriosis fue descartada en alguna ocasión como producto de la imaginación femenina, pero ahora se sabe que tiene una causa muy real y es responsable de mucho dolor y angustia, inclusive hasta de casos de suicidio.

La endometriosis es una condición en la que alguna de la membrana que recubre el útero migra al lugar equivocado, como a los ovarios, intestinos o ligamentos uterinos, en lugar de pasar hacia la vagina durante la menstruación. El recubrimiento membranoso está sujeto a las influencias hormonales, así que se inflama durante el ciclo menstrual aun si es en otro territorio. Esto significa que mensualmente el sangrado ocurre en lugares anormales que pueden ocasionar dolor severo. La endometriosis se detiene durante el embarazo y en la menopausia porque no hay periodos, pero puede dejar adherencias que ocasionen dolor.

Las mujeres describen varios tipos de dolor pélvico y cualquiera de éstos puede deberse a la endometriosis crónica. El dolor con frecuencia es fuerte antes y durante la menstruación. Puede lastimar usar los intestinos o pasar la orina y con frecuencia es doloroso tener relaciones sexuales o un examen pélvico. También puede haber diarrea o estreñimiento, sangrado de los intestinos, goteo del útero o abdomen inflamado. Los síntomas son mental y físicamente agotadores y con frecuencia resultan en falta de sueño. La endometriosis a largo plazo puede ocasionar infertilidad.

Hay fármacos que se pueden usar para reprimir la función ovárica y de ahí el tejido endometrial se hincha, pero con frecuencia tiene efectos secundarios y nunca se recetan a menos que haya un diagnóstico confiable, que se logra por lo general haciendo una laparoscopía. La opción de la fisioterapia, usando una corriente interferencial inofensiva, no se debe desechar, ya que ayuda a la circulación sanguínea, el alivio de los tejidos y la resolución de las adhesiones. La acupuntura puede también ayudar con el dolor y vale la pena intentar suplementos vitamínicos, una dieta alta en fibra y baja en grasa y aceite de onagra. Cualquiera de éstos puede proporcionar mucho del alivio que se necesita.

Hinchazón en la parte baja del abdomen

Las mujeres en ocasiones se quejan de dolor en la parte baja del abdomen y de hinchazón; algunas hasta dicen que sienten como si tuvieran cuatro meses de embarazo o que tienen un balón dentro.

No hay inflamación en la mañana pero a mediodía o en la tarde el abdomen es prominente, incómodo y muy sensible a cualquier presión. Cuando no se asocia con la endometriosis, la causa de esta curiosa condición es oscura. Puede estar relacionada a la retención de líquidos o a la postura en los ligamentos que soportan los órganos reproductivos o a gas en los intestinos. Con frecuencia es imposible sostener los músculos abdominales porque la condición es demasiado dolorosa. Por lo general se alivia el dolor al dormir, pero puede repetirse cada día. La terapia interferencia (TIF) es de gran ayuda al tratar esta condición.

Fisioterapia para condiciones ginecológicas

Los fisioterapeutas usan varios tipos de máquinas para ayudar a las mujeres con las condiciones mencionadas anteriormente y también con problemas de la vejiga. Algunas de las máquinas estimulan los músculos con una corriente eléctrica o un impulso electromagnético y tonifican los tejidos en forma general, mientras una máquina de biorretroalimentación da información de cuánto poder muscular se puede alcanzar.

La corriente utilizada para tratar las estructuras dentro de la pelvis debe ser capaz de penetrar en la piel, los huesos y músculos en la profundidad correcta y debe ser de tipo y fuerza correctos para estimular a los electrolitos (sustancias que conducen electricidad) que operan en los tejidos del cuerpo. Dos electrodos (cubiertos con una gasa húmeda que se desecha después del tratamiento) dirigen la corriente al lugar correcto. Un electrodo se coloca bajo los glúteos y uno sobre el área púbica. En ocasiones se usan cuatro electrodos.

La corriente estimula el tejido muscular interno, promueve la actividad celular y el flujo sanguíneo y tiende a activar las respuestas nerviosas normales. No se ha documentado ningún efecto dañino. El tratamiento no es incómodo, además del hecho de que el área incluyendo el vello púbico, deben estar muy húmedos para facilitar la conducción a través de la piel. Aunque el agua combinada con electricidad se considera peligrosa, este tratamiento es seguro porque las corrientes son pequeñas y están diseñadas para ajustarse al tipo de corriente que funciona de forma natural dentro del cuerpo humano. Las partículas cargadas eléctricamente (iones) se mueven de una a otra parte de una célula a otra. La estimulación de este proceso tiene un efecto acumulativo, promoviendo la curación y activando los mecanismos cruciales.

Fisioterapia pre y posoperativa

La cirugía ginecológica es algo común. Para algunas mujeres es totalmente necesaria, de hecho, les salva la vida. Para otras su propósito es aliviar el dolor y la molestia o quitar algún crecimiento potencialmente maligno. La histerectomía (extirpación del útero, con retención de los ovarios si es posible), es necesaria si el útero o los ovarios están enfermos. Para casos de prolapso en donde no hay enfermedad en los órganos, no es necesaria una histerectomía, en su lugar se hace una operación que repara o sutura el tejido prolapsado.

Cualquier operación lleva menos riesgo si el paciente está bien, tanto antes como después de la cirugía. Los fisioterapeutas pueden ayudar a evitar problemas aconsejando a los pacientes unos días antes de la cirugía sobre cómo prepararse para una recuperación rápida. Después de la cirugía, los fisioterapeutas supervisan los ejercicios de respiración y alientan la tos productiva para ayudar a desalojar las secreciones pulmonares ocasionadas por el anestésico, especialmente en los fumadores. Los ejercicios con las piernas antes y después de la cirugía también se fomentan para ayudar a la circulación y prevenir la coagulación. Los ejercicios del piso pélvico que se enseñan antes de la cirugía se introducirán de forma gradual posquirúrgicamente mientras el dolor lo permite. Después de cualquier cirugía pélvica se inserta un catéter en la vejiga, en donde se queda por un día o dos. Cuando se saca, con frecuencia es difícil vaciar la vejiga. El fisioterapeuta ya habrá preparado al paciente para esto, así que se puede disminuir la molestia por medio de la relajación total de los músculos del piso pélvico y una presión suave del diafragma desde arriba.

Después de la operación y una vez que se ha completado la curación, es extremadamente importante continuar con los ejercicios abdominales y del piso pélvico. Las contracciones de fuerza progresivas repetidas en intervalos a través del día, conseguirán un buen resultado. Si se fuera competente en contracciones del piso pélvico antes de la operación, sabría el efecto que alcanza después de la cirugía. Un piso pélvico firme ayudará a que la cirugía tenga éxito a largo plazo, particularmente si fue una operación para reparar un prolapso.

Los cirujanos son tan talentosos hoy en día, que pocas mujeres quedan con cicatrices molestas o feas. A pesar de todo, las mujeres que han tenido varias operaciones, pueden haber tenido cicatrices abultadas y dolorosas porque hay menos piel dañada para usar en el proceso de suturación. Los fisioterapeutas usan el ultrasonido para suavizar la cicatrización interna y externa y facilitar el movimiento de una capa de tejido sobre otra. Las ondas del sonido tienen un efecto vibrante mecánico que resuelve las áreas difíciles por medio de la estimulación de la circulación y la actividad celular.

Después de la cirugía, los ejercicios para el estómago y para el piso pélvico reforzarán el apoyo muscular para los órganos recientemente posicionados; ellos deberían también prevenir la necesidad para cualquier futura operación de reparación.

Condiciones de la vejiga

Una de cada tres mujeres tendrá problemas en alguna ocasión en su vida con incontinencia urinaria. La incontinencia no es una enfermedad sino un mal funcionamiento de la vejiga y su tubo de salida, la uretra. La condición va desde la pérdida ocasional de algunas gotas de orina, un goteo muy constante o chorro después de ir al baño, hasta un flujo repentino embarazoso. Muchos casos de incontinencia menor o en ocasiones seria, se pueden remediar con ejercicios, tratamiento eléctrico simple o cirugía, ya que no hay necesidad de ponerse pañales o toallas especiales. Las mujeres de todas las edades sufren todo tipo de incomodidad por años, apenadas por admitir que "se mojan" y tienen que usar una toalla para jugar algún deporte. Su calidad de vida está empezando a minarse y aún este tipo de problema con frecuencia se hace a un lado, siendo el menos importante en la lista de los objetivos de salud.

Ya está disponible la autoayuda guiada. Los urólogos que escriben acerca de la incompetencia de la vejiga, ahora incluyen todas las soluciones posibles no sólo la quimioterapia y la cirugía, sino también la fisioterapia. En balance, el grupo de edad joven tiene una mejor oportunidad de éxito que el grupo de mediana o hasta el de avanzada edad, pero el tratamiento es conservador y barato y cualquier grupo de edad puede esperar alguna mejora. La única excusa para no restaurar la fuerza del piso pélvico es, si ha habido daño al nervio como en algunas heridas de la espalda, golpes, paraplejia o esclerosis múltiple. Si los nervios están dañados, los mensajes a los músculos se interrumpen, pero con frecuencia a la gente con estas discapacidades se le puede ayudar con varios medicamentos recetados y técnicas de evacuación.

Algunas mujeres nacen con deficiencias anatómicas, como una uretra corta o una falta de angulación de la uretra a la vejiga. Los hombres rara vez tienen incompetencia en la vejiga hasta una edad avanzada. No sólo la uretra masculina es más grande, sino que también tiene una curva hacia arriba y está apoyada por la glándula prostática. Si esta glándula se quita quirúrgicamente, como pasa con frecuencia en la edad avanzada (cuando puede crecer para bloquear la uretra), se puede comprometer la continencia hasta cierto punto. Las mujeres están biológicamente propensas a tener una vejiga incompetente en una postura vertical porque los órganos de la pelvis descansan sobre un área relativamente desprotegida. Muchas mujeres mayores tienen problemas al contener la orina cuando salen de la cama en la mañana –es una carrera incómoda para el baño.

La vejiga es una bolsa muscular hueca que se llena hasta cierto nivel y luego alerta al sistema nervioso central que está lista para vaciarse. En las siguientes evacuaciones (en un lugar apropiado) vía la uretra, un tubo muscular conecta la base de la vejiga con la salida. La uretra de la mujer promedio tiene aproximadamente tres centímetros de largo y puede alargarse durante el parto cuando la vejiga se empuja hacia arriba. La mitad del tercio del tubo uretral está rodeado por tejido muscular para formar un esfínter, un dispositivo de cierre como una tapa. Durante el parto, la uretra, que permanece cerrada a la vagina, se puede estirar y dejar de funcionar eficientemente. Si el tubo uretral no tiene ángulo hacia la vejiga y no soporta lo suficientemente bien desde abajo hasta los músculos del piso pélvico, el esfínter es responsable de abrirla bajo presión. Esto se llama incontinencia por estrés.

Incontinencia por estrés

Ocurre cuando la presión repentina se ejerce desde ariba, como la tos, un estornudo, levantar algo, gritar, reír, saltar y correr. Una uretra que está "en su lugar" puede controlar el escape de una pequeña conatidad de orina regresándola a la vejiga. Si el mecanismo de la vejiga es competente, la orina puede estar contenida por la presión más alta en el tubo hasta que la persona esté lista para evacuar. Pero si la uretra está caída y mal apoyada, la orina simplemente fluye por el tubo cuando la presión se aplica desde arriba.

Hay alguna controversia acerca de lo que altera la posición de la uretra. Puede ser que se aflojen los ligamentos en el embarazo, presión a la cabeza del feto en el parto o un poco de ambos. Es aconsejable no pujar antes de que el cérvix esté completamente abierto y usar gravedad (posiciones verticales) como ayuda a la fuerza expulsiva durante el parto.

Cuando evacuar se realiza de forma normal, el piso pélvico se relaja y causa una falla en la resistencia uretral. El músculo en la pared de la vejiga exprime la bolsa para expulsar la orina. Dos tipos de fibra muscular mantienen la incontinencia, es decir, los músculos del piso pélvico que son voluntarios (controlados conscientemente) y las pequeñas fibras en el cuello de la vejiga que son involuntarios (controlados subconscientemente). Esto significa que el control de la orina es en parte voluntad y en parte reflejo. Los músculos voluntarios tienen fibras rápidas que se contraen y responden rápidamente cuando se necesita (al toser y estornudar necesitamos el apoyo repentino desde abajo). Las fibras lentas sostienen por largos periodos, por ejemplo, durante la noche, mientras estamos dormidos. Los ligamentos elásticos cortos mantienen la uretra suspendida en el ángulo correcto. Algunos ligamentos mantienen la altura de los órganos pélvicos, pero los ligamentos que sostienen a la uretra al hueso púbico son los más importantes para la continencia. En casos de incontinencia por estrés intratable, el cirujano desvía el cuello de la vejiga hacia arriba en el hueso púbico para que el ángulo necesario del tubo a la vejiga se restaure.

Pero muchos casos de incontinencia por estrés han sido curados por fisioterapeutas. Como los músculos ganan fuerza, se entrenan para responder de forma que sea apropiado para la actividad. Por ejemplo, una mujer incontinente, mientras practica algún deporte necesitará aprender a "apagar" mientras está corriendo y saltando. Como cualquier otro músculo, los del piso pélvico están afectados por fatiga general. Este es el por qué tantas mujeres necesitan ir al baño durante una clase de aerobics y usar toallas por si acaso.

Frecuencia y urgencia

Se es "frecuente" si se pasa la orina más de siete veces al día o dos veces o más en la noche. Es una condición que forma hábito que no sólo ocupa tiempo, sino que también entrena a la vejiga a sostener volúmenes más y más pequeños de orina.

Se es "urgente" si la vejiga insiste en ir al baño de inmediato. Un sentimiento de urgencia puede ser muy inoportuno cuando no se puede encontrar un baño. También se inclina a asegurarse de poner la llave de la casa en la puerta habiendo tenido un ataque de pánico por llegar a casa. La urgencia es una combinación de un mecanismo de cerradura incompetente y la sobreactividad del músculo de la vejiga que se contrae inapropiadamente. La urgencia lleva a la incontinencia por urgencia.

Las dos condiciones, frecuencia y urgencia, están asociadas con frecuencia. Una persona que experimenta la urgencia piensa que al vaciar la vejiga más frecuentemente, la urgencia desaparecerá. Esto crea un hábito de visitas frecuentes al baño y obviamente no es una buena idea.

Evacuación incompleta

La vejiga debe ser evacuada por completo cada vez que se va al baño. Es posible tener tanta prisa por continuar con lo que se estaba haciendo que se corta la corriente antes de que se vacíe la vejiga. Mientras, es bueno estar dispuesto a hacer esto en casos de verdadera emergencia, así no se volvería un hábito.

Otra forma de evacuación incompleta es cuando un saquito de la vejiga atrapa la orina que se escapa, por lo general porque la vejiga tiene un bulto, una cistocele. Para algunas mujeres esta orina atrapada sólo puede ser evacuada parándose o moviéndose hacia delante y hacia atrás en el asiento de un baño o presionando.

Incontinencia persistente

Si hay una cantidad considerable de orina que se queda en la vejiga todo el tiempo, el cuello de la vejiga se estira y está más propenso a derramarse. La gente mayor es más susceptible que la joven a este problema y si los nervios sensoriales no dan al cerebro buena información del estado de la vejiga, la persona no está consciente del nivel en que se llena. Los diabéticos pueden en ocasiones estar afectados por la incontinencia persistente por la tendenia a tener mucha sed, lo que los hace llenar la vejiga constantemente. Además de esto, puede haber alguna pérdida sensorial. Un horario de evacuación puede ayudar, haciendo de ir al baño una rutina cada determinado tiempo.

Pruebas y cirugía

Si se contempla la cirugía para un problema de la vejiga, se realizarán algunas pruebas urológicas para ver qué parte del sistema no está funcionando bien. Al usar un instrumento llamado cistoscopio, el urólogo puede ver por dentro de la vejiga. Otro examen simple es medir la capacidad de la vejiga y su reacción a la presión cambiante. Los urólogos también pueden diagnostiar un problema inyectando tinta en la vejiga y tomando un video en rayos X de la acción de la orina. Esto se llama rayos x de evacuación.

Antes de buscar consejo médico, hágase unas preguntas:

- ¿Pierde pequeñas cantidades de orina bajo presión? (Si es así, incontinencia por estrés.)
- ¿La orina pasa más de siete veces al día? (Si es así, se tiene frecuencia.)
- ¿Tiene que ir al baño repentinamente en lugar de perder el control por completo? (Si es así, es urgencia.)
- ¿Necesita ir al baño dentro de los diez minutos o pierde una pocas gotas después de evacuar? (Si es así, la vejiga no puede ser vaciada correctamente.)
- ¿Está consciente de cuando su vejiga está llena o tiene derrames incontables repentinos? (Si es así, podría tener incontinencia persistente.)

Todos estos problemas se pueden clasificar y su doctor podrá referirla a los especialistas relevantes.

Entrentamiento para ir al baño

Las condiciones como la frecuencia orinaria han sido las culpables del entrenamiento para ir al baño. Esta es una teoría mal aconsejada, probablemente para confundir a los padres y negar a los niños una experiencia de aprendizaje. El entrenamiento para ir al baño es un proceso de enseñanza a un niño para entrenar a un reflejo. Los recién nacidos tienen excelentes reflejos de micción (cuando pasa la orina) pero no reflejos para la continencia. Mientras crecen, a los niños se les enseña cuándo y en dónde tienen permiso para ir al baño. La mayoría de los niños aprenden sorprendentemente rápido. No hay duda de que les encanta estar secos. Pronto el reflejo trabaja tan bien que el niño está "seguro". Muchos animales enseñan a sus crías a tener este tipo de control y sabemos cuánto puede aguantar el gato si se le grita en la casa. Mientras el niño crece, también la vejiga. Un niño menor de dos años necesitará vaciar la vejiga mucho más seguido que uno de seis años.

Mi propia observación es que hay un momento ideal para entrenar a un niño (lo que varía un poco de niño a niño) sólo mientras aprende a hablar. Los niños de preescolar aprenden idiomas mucho más rápido que nadie. Si se pierde el camión al entrenarse para ir al baño, probablemente se establecia la escena para los problemas de la vejiga más adelante.

Hay gente en profesiones relacionadas a la medicina que aconseja a los padres a no hacer que sus hijos vayan al baño antes de irse a la cama o antes de salir. Esta es una reacción exagerada.

Ocasiona inconvenientes y puede resultar en que mojen la cama. Como regla general es bueno fomentar el que se aguanten, pero ciertamente no lo es si se está intentando enseñar a un pequeño a que no moje la cama en la noche. Ir al baño antes de irse a dormir es una buena regla. Los niños por lo general se enseñan a aguantarse. La mayoría de los niños lo hacen excelentemente bien.

Mojando la cama

La enuresis nocturna es el nombre médico para los episodios repetidos de mojar la cama. Esta condición por lo general tiene una base psicológica, pero podría estar asociada con un piso pélvico débil. Los niños y adultos pueden padecerla y la condición merece atención porque ocasiona mucho sufrimiento. Con frecuencia los intentos por corregir este problema preocupante han tenido poco éxito y el niño, adulto o padres del niño se desesperan.

A los niños de tres años o más se les puede enseñar a dejar fluir y pararse "apagando" la orina mientras evacuan en el baño. Ésta es la forma más gráfica de probar a un niño que tiene un mecanismo para controlar. Se les debe fomentar el aguantarse lo más posible en el día y tener medido su volumen, intentando incrementar la cantiad que pueden producir en una evacuación. La habilidad se llevará hasta el momento en que se van a dormir. Esta práctica también es útil para los adultos que se despiertan muchas veces en la noche al baño. El objetivo es incrementar el intervalo entre evacuaciones, aun por cinco minutos, hasta que el volumen normal de orina se pueda almacenar. La vejiga de un adulto debe sostener 400 ml en el día entre evacuaciones y cerca de 600 ml en la noche. La vejiga de un niño aguantará más de 300 ml.

Hay un mal concepto de que es peligroso tener una vejiga que no da más. Esto sólo ocurre en casos extremos, por lo general en donde hay daño al nervio. De hecho, no hay necesidad de preocuparse si el niño casi nunca "va" a menos que haya bebido muy poco. Las madres lactantes pasan muy poca orina. Durante esta etapa, las madres deben beber abundantemente para ayudar al sistema urinario, así como al sistema secretorio de leche.

Infecciones de la vejiga

En ocasiones la urgencia urinaria es ocasionada por una infección en la vejiga. Si se sospecha que hay una, se debe enviar una muestra de orina a un laboratorio patológico. Si la vejiga está inflamada e hipersensible, temporalmente altera su conducta. La orina ácida escalda el tejido sensitivo y es muy doloroso pasarla a pesar del hecho de que la vejiga está intentando deshacerse de ella. Se puede descubrir a sí mismo en el baño cada diez minutos.

El sistema urinario de una mujer es más abierto que el de un hombre y por lo tanto, más vulnerable a una infección. Se pueden tener infecciones recurrentes y pueden estar ligadas a alguna actividad o a algún alimento. La relación sexual puede desencadenar la sensibilidad urinaria. Otro problema es que las infecciones en ocasiones se vuelven resistentes a los antibióticos.

Las infecciones urinarias recurrentes se pueden tratar con TIF, lo que ayuda a normalizar la membrana mucosa y a bajar el nivel de la inflamación. Los impulsos eléctricos incrementan la permeabilidad de la célula, lo que significa que los desechos se pueden limpiar de las células más eficientemente. También es buena idea beber jugo de arándando todos los días. Estudios recientes han mostrado que esto reduce la habilidad de las bacterias para adherirse al tejido que recubre la vejiga y la uretra.

Incontinencia fecal

La incontinencia del intestino, como la diarrea, puede ser ocasionada por un problema intestinal o músculos débiles después de una operación; si los músculos alrededor del ano son fuertes, pueden ayudar a contener las heces hasta que se llegue al baño.

Un cierto tipo de incontinencia intestinal en las mujeres se debe a un grupo de heces en el rectocele, un saco o bolsillo en el recto que descarga las heces poco a poco. Una mujer con un rectocele puede haber ido al baño muchas veces al día. Esto es grave y molesto y no es poco común en mujeres mayores. Al tener un piso pélvico fuerte se tiende a hacer más eficiente el proceso de evacuación.

El estreñimiento puede ocasionar incontinencia fecal por los contenidos comprimidos del intestino que irritan la pared del mismo y ocasionan diarrea. Una dieta alta en fibra ayuda a asegurar una consistencia aún mayor, eliminando la necesidad de presionar, lo que es potencialmente dañino. Un intestino que está casi constantemente lleno puede en realidad ocasionar incontinencia urinaria alterando la posición del esfínter urinario.

La incontinencia fecal se puede tratar reforzando el anillo del músculo alrededor del ano y el músculo que lo estimula, lo que soporta al recto. A menos que haya un daño al nervio radical, la mayoría de la gente se puede curar de esta condición. Mientras más pronto se reconozcan los síntomas y se traten, mejores serán los resultados.

Ayuda para la incontinencia

Muchos tipos de ayuda, como toallas absorbentes y pantaletas, sábanas y aparatos para drenar están disponibles para la gente con incontinencia. Las firmas de artículos médicos los ofrecen y es posible elegir la toalla o aparato que se adapte a las necesidades individuales. Sin embargo, antes de recurrir a estos dispositivos, hay que considerar primero lo que se puede hacer por uno mismo para rectificar la situación.

Tratamiento conservador de la incontinencia

Los síntomas de la incontinencia varían de molestias leves a condiciones serias que descomponen la calidad de vida. Un fisioterapeuta pertenece a un equipo de médicos que puede idear un tratamiento que ayudará a restaurar el control de la continencia y en muchos casos recuperar el estilo de vida. Los propósitos de los tratamientos son:

- Reforzar el piso pélvico.
- Volver a entrenar el reflejo de la continencia.
- Enseñar a la vejiga a aguantar una razonable cantidad de orina.
- Mejorar la elasticidad de todos los tejidos en la región del problema.

A todas las mujeres con cualquier tipo de problema en la vejiga se les recomiendan ejercicios como tarea obligatoria. Para un problema que se ha descuidado por largo tiempo, se necesitará hacer mucho esfuerzo durante varios meses. Se puede haber resignado a mejorar gradualmente. Habrá periodos de altibajos cuando se piensa que nunca se va a mejorar, pero la perseverancia generalmente le retribuirá. Se alcanzó la siguiente meta y finalmente se mantiene la mejoría en un nivel aceptable.

6. Mediana edad

La mediana edad se puede considerar como el periodo de la vida de una persona entre la edad de los treinta y cinco y los cincuenta. Tradicionalmente ha sido vista como el momento de deterioro; la mediana edad ha significado pérdida de tonicidad muscular, venas varicosas, arrugas y actitudes amañadas.

A pesar del hecho de que este estigma es algo del pasado, hay un peligro en este momento de la vida de volverse complaciente, para el detrimento del propio físico o bienestar mental.

Las mujeres en la mediana edad representan un rango de estilos de vida. Algunas tendrán niños en su adolescencia o más grandes, otras tendrán hijos más jóvenes, incluso bebés, decidiendo tener una familia hasta los treinta años o hasta los cuarenta. Si se tiene una familia joven y también se está trabajando, se es vitalmente dependiente de permanecer con buena salud.

Así que, ¿cuáles son los factores que pueden minar la salud, tanto ahora como en el futuro?

Peso

El peso extra comprende otros problemas. Vale la pena poner atención a ello antes de que aumente. La distribución de grasa depende del tipo de cuerpo, pero si se tiene sobrepeso, está seguro de llevar más energía de la que se usa. Los ejercicios aeróbicos ayudan a quemar las calorías extra, pero se debe acompañar con una reducción en la comida: se necesitará renunciar a la rebanada extra de pastel. Si usted es quien cocina en la casa, está en la posición ideal para probar sin que la repriman. Cuando hace la lista de la comida y bebida diaria, ¿incluye algunas botanas? Las mujeres con frecuencia quieren saber cómo perder peso en un área en particular. Esto es difícil de hacer porque el cuerpo está programado para depositar grasa extra de acuerdo al físico de cada quien. Sin embargo, se puede tonificar los músculos reforzando el área prominente y con suerte convirtiendo el tejido graso en músculo, se debe hacer ejercicio con todo el cuerpo para tener mejores resultados. Siempre hay consejo disponible de los instructores en educación física y de parte de los fisioterapeutas. Intente evitar la tentación de alejarse de un programa para reducir peso. No será fácil.

Perder peso gradualmente: Aun si se toma lo habitual de la dieta diaria, finalmente se verá la diferencia. Las dietas relámpago por lo general no funcionan. Casi siempre se recuperará el peso otra vez. Lo que se necesita hacer es reprogramar la mente para acostumbrarse al peso y comenzar a disfrutar de la nueva dieta más que de la anterior.

Los siguientes principios establecidos por el Departamento de Salud de la Commonwealth ayudarán:

1. Evitar comer mucha grasa.
2. Evitar comer mucha azúcar.
3. Comer pan integral y cereales, fruta y vegetales diariamente.
4. Limitar el consumo de alcohol.
5. Usar menos sal.

Evitar las comidas grasas significa no comer pastas, pasteles y postres, helado, salsas y comida frita. Se puede reemplazar con carne magra, pescado, pollo, huevos, nueces y productos lácteos en moderación. Aprender a beber té y café sin azúcar y sustituir el pan y vegetales frescos y fruta por la comida con azúcar agregada, como los cereales procesados y la fruta enlatada. Usar arroz integral, pan integral y cereales y probar centeno, maíz y productos de soya. Una o dos bebidas alcohólicas estándar al día son consideradas como el límite saludable, pero se puede beber cerveza baja en calorías o vino diluido con refresco o agua mineral. Las diferencias químicas del peso corporal significan que la mujer generalmente es más susceptible al alcohol que los hombres. En general, las mujeres reconocen intuitivamente esto y beben menos. El consumo excesivo de alcohol por parte de los hombres es una razón para el hecho de que, en promedio, los hombres no vivan tanto como las mujeres.

Hipertensión arterial y colesterol

Algunas mujeres habrán aumentado su presión sanguínea durante el embarazo. Una razón para esto puede ser una tendencia exacerbada por el embarazo y recurrente más adelante.

Se ha descubierto que las aborígenes australianas que viven con la comida tradicional que recolectan y cazan tienen la presión sanguínea más baja. Se encontró que un grupo tenía presión sanguínea de 110/60 a los cincuenta años de edad, mientras que una europea pudo haber tenido una lectura de 140/85 en una edad similar. La herencia puede jugar una parte importante, aunque las dietas de las aborígenes sobre las de las europeas adquieren rápidamente el equivalente de la presión sanguínea.

Los esquimales tienen presión sanguínea baja, a pesar de su dieta alta en grasas de pescado, ballenas y otros mamíferos marinos. Recientemente se ha descubierto que el aceite de pescado contiene un colesterol, del "buen" tipo, lo que disminuye la oportunidad de acumular depósitos de grasa en las arterias (arteroesclerosis). Las grasas animales por lo general contienen colesterol "malo" y nuestra acomodada dieta occidental con frecuencia es alta en este tipo de grasa. El alto consumo de sal es otro factor; puede ocasionar retención de líquidos y también puede predisponer al endurecimiento de las arterias. La alta presión sanguínea puede ocasionar daño lento al corazón, los riñones, el cerebro o la retina.

Se ha hablado tan mal del colesterol que se puede perdonar el pensar que es por completo una mala sustancia. De hecho, cada célula del cuerpo la necesita, siendo un material de valor particular para el crecimiento de los niños. Sin embargo, las arterias de algunos adultos son fisiológicamente vulnerables a la provisión excesiva de colesterol. Los bultos de grasa se forman y ocasionan cuellos de botella en las arterias. Estos pueden aumentar la presión, disminuir la corriente sanguínea, o ambas. La dieta ayuda a desviar el colesterol a otras partes del cuerpo, de ahí que a la gente con colesterol alto se le aconseje bajar de peso.

La enfermedad coronaria se presenta cuando el músculo del corazón necesita sangre. Generalmente hay placas que se alimentan de colesterol en las arterias coronarias; aparentemente es una nueva enfermedad. La apoplejía era bien conocida en la historia y no tiene nada que ver con el corazón; es un bloqueo de una arteria cerebral, lo que ahora se llama ACV (accidente cerebro vascular o ataque). El incrementeo de la enfermedad coronaria puede atribuirse en parte al hecho de que la gente vive más, pero los hombres están en riesgo en edades más tempranas que las mujeres. Se piensa que las mujeres están protegidas hasta cierto punto por el estrógeno hasta la menopausia.

Cálculos biliares

Los alimentos grasosos son digeridos por la bilis, una sustancia almacenada en la vesícula biliar. La bilis en ocasiones se bloquea desde que entra en el tracto digestivo por medio de los cálculos biliares. El modelo médico de una mujer con cálculos biliares es: *justo, con grasa y en los cuarenta*. Un poco simplista tal vez, pero no cabe duda de que una dieta rica en grasas incrementa la posibilidad de la formación de cálculos biliares. Si uno de ellos es lo suficientemente largo para bloquear el conducto que forma la vesícula biliar, el dolor es insoportable.

Un ultrasonido puede localizar la piedra dañina y luego se puede recomendar la cirugía para extraerla. La operación se llama "colecistectomía". Otro tratamiento es usar un tipo especial de ultasonido para disolver la piedra y desbloquear el conducto.

Después de cualquier anestésico, hay una tendencia a dar una respiración poco profunda y para que las secreciones se junten en los pulmones. Si un bronquiolo (un pequeño tubo para respirar) se bloquea, el tejido del pulmón detrás del bloqueo tiende a taparse para que el aire no entre en él, esto se llama atelectasis y puede provocar una pulmonía. Además de esto, está el hecho de que después de una cirugía para disolver los cálculos la respiración profunda se vuelve muy dolorosa.

La fisioterapia del pecho ayuda a mantener los pulmones limpios. Por lo general se pedirá realizar varios movimientos de respiración mientras el fisioterapeuta usa la vibración de la pared del pecho para sacudir y limpiar la mucosidad y se pueda expulsar por medio de la tos. Este tratamiento es una precaución esencial; puede salvar la vida.

Cáncer

El cáncer es una enfermedad insidiosa y algunos de los factores que lo originan están probablemente más allá de nuestro control. Sin embargo, podemos controlar nuestra dieta y nuestra exposición al sol y podemos dejar de fumar o minimizar nuestra exposición a ser fumadores pasivos. El fumar está involucrado no sólo en el cáncer de pulmón sino también en cáncer de boca y esófago. La dieta está implicada en el cáncer de colon y, hasta cierto punto, en el cáncer de seno. Se ha descubierto una conexión entre el consumo excesivo de azúcar, la conducta de la insulina y los bultos en el seno. La glucosa se usa en muchas comidas procesadas, como en los dulces y es dos veces más peligrosa que el azúcar. La producción de insulina es provocada por un aumento en el azúcar en la sangre (glucosa), lo que fomenta que se almacene en forma de glucógeno. El cuerpo busca un órgano de almacenaje y los senos femeninos son los candidatos ideales.

Otra anomalía femenina es el adenoma del hígado, un tumor benigno que puede ser un efecto secundario por tomar anticonceptivos orales. El riesgo es muy bajo, cerca de 1 en 80 000 y la investigación se basa principalmente en las píldoras usadas en el pasado, pues tenían niveles más altos de hormonas que las píldoras que se usan hoy en día. El consumo excesivo del alcohol puede ocasionar cáncer de hígado. Los japoneses, que comen mucho pescado salado, están propensos al cáncer de estómago. La nuez de areca y el tabaco masticado pueden causar cáncer bucal, pero también fumar y el consumo excesivo de alcohol.

Tanto el cáncer de útero como de cérvix por lo general no son fatales, dado que se diagnostican a tiempo. Esta es la razón de que se practique con regularidad el Papanicolau. En ocasiones se ordena una colposcopía. Un colposcopio es un instrumento parecido a un catalejo que se usa para ver el cérvix. El examen puede corroborar los resultados del Papanicolau o puede haber alguna erosión del tejido que necesita tratamiento láser. La sospecha de cáncer podría involucrar una conización quirúrgica, tomando el tejido de la parte afectada para ser examinada por un patólogo.

Hay medidas que se pueden tomar para ayudar a evitar el cáncer:

- Comer mucha fibra (podría prevenir el cáncer de colon).
- Limitar el azúcar (ayuda a prevenir el cáncer de seno).
- Limtar el alcohol (podría prevenir el cáncer de hígado).
- No fumar (ayuda a prevenir el cáncer bucal o de pulmón).
- No exponer la piel a los fuertes rayos del sol (ayuda a prevenir el cáncer de piel).
- Comer cinco porciones de fruta y vegetales al día y variar los tipos que se comen. Incluir básicas, como las coles de Bruselas, brócoli y berros y comidas rojas como los jitomates, pues todos ellos tienen propiedades anticancerígenas.

Bultos en los senos

Los bultos en los senos se toman como un signo siniestro, pero con frecuencia son benignos (no cancerosos). Hay que revisarse regularmente y buscar ayuda médica una vez que se ha descubierto uno. En oasiones la lumpectomía (extirpación del bulto) necesita realizarse quirúrgicamente y en ocasiones es necesaria la mastectomía (extirpación del seno); esto también puede involucrar la extirpación de las glándulas de la axila. Después de una mastectomía total, el brazo afectado se vuelve rígido y con dolor. Los fisioterapeutas estiran suavemente el tejido rígido y restauran el movimiento normal, lo que tiene que hacerse inmediatamente después de la cirugía, de otra forma, se puede desarrollar un "hombro congelado".

Es importante para cualquier mujer que pierde un seno, ajustarse a este asalto a su femineidad. La elección cuidadosa de un brassiere con almohadillas, con ayuda de una corsetería especializada ayudará a superar uno de los obstáculos. Afortunadamente, la mastectomía radical no se realiza casi tan frecuente como se hacía hace treinta o más años; los buenos métodos de monitoreo (mamografía) ahora detectan signos antes de que se vuelva serio.

Drogas / fármacos

Mucha gente comienza a tomar fármacos, con frecuencia recetados, en la mediana edad. Los fármacos pueden ser necesarios, hasta pueden salvar la vida, pero en ocasiones las razones son muy dudosas. Vale la pena preguntarse y preguntar al doctor si el resultado deseado podría obtenerse de una forma más simple, una forma que no tenga efectos secundarios. Se ha dicho que, para que un fármaco surta efecto, debe haber la posibilidad de un efecto secundario.

Tomemos primero los antiinflamatorios, que se recetan para problemas reumáticos; generalmente tienen la propiedad de reducir la inflamación y también tienen un componente analgésico. El más utilizado es el ibuprofeno (e.g., Brufen, Nurofen), pero hay muchos más conocidos como fármacos no esteroides antiinflamatorios, nombre que los hace parecer inocuos, estos fármacos pueden ocasionar molestias digestivas, aunque si se toman con las comidas es menos probable que esto ocurra. Un efecto raro es la supresión de la médula, que normalmente produce glóbulos blancos y rojos. Si esta función es defectuosa, el sistema inmune del cuerpo se puede sabotear. Antes de tomar una decisión para tomar un fármaco no esteroide antiinflamatorio, ¿se han intentado los métodos naturales de los fisioterapeutas? El doctor puede sugerir ambos.

Los analgésicos como la aspirina pueden ayudar en muchas situaciones pero el cuerpo se acostumbra a ellos; ignora el efecto y produce dolor al incrementar la magnitud de alertar al cerebro en cuanto al problema. Los analgésicos narcóticos contienen codeína, que ocasionan hábito.

Los barbitúricos pueden ocasionar dependencia. Al final, los analgésicos pueden derrotar su propia propuesta.

Los tranquilizantes como el Diazepam y el Temazepam son sedantes, por lo que manejar después de tomar uno de ellos podría ser peligroso.

Los fármacos tricíclicos para la depresión (Tryptanol es uno) también reducen la alerta y se deben usar estrictamente como se recetaron. Las pastillas para dormir pueden también exacerbar la incontinencia. Un descubrimiento reciente es que, tomar pastillas para dormir por mucho tiempo, incrementa la probabilidad de fracturar el fémur.

La cafeína, el alcohol y el tabaco son drogas. El tabaco puede ocasionar que se pierdan cantidades anormales de vitamina C, dando como resultado capilares frágiles, lo que significa que se puede lastimar fácilmente. Si se ve a las piernas de los fumadores mayores, se dará cuenta que hay partes que están de color púrpura; esto es ocasionado por la ruptura de los pequeños vasos sanguíneos. La cafeína previene la absorción de calcio, mientras que el té de manzanilla es rico en calcio. Hay que intentar los tés herbales.

Los diuréticos y los fármacos bloqueadores beta se usan para bajar la alta presión y prevenir las enfermedades cardíacas coronarias. Los diuréticos ayudan al cuerpo a deshacerse de líquido y los bloqueadores beta disminuyen la presión sanguínea y estabilizan la acción del corazón. Los factores que se tomaron en cuenta cuando se prescribieron los fármacos más adecuados son la edad y la severidad de los síntomas. Inclusive ajustando la dieta y el estilo de vida se puede disminuir la presión sanguínea y la relajación puede curar el insomnio. El doctor moderno con frecuencia sugerirá los métodos más naturales de control antes de recurrir a los fármacos.

Reumatismo

Hay muchos tipos de reumatismo. Se puede ser víctima de una enfermedad autoinmune –el cuerpo trabaja contra sí mismo, ocasionando hinchazón y dolor o más simplemente. El reumatismo es una condición periartrítica localizada con inflamación alrededor de una articulación (*peri*, alrededor, *arthros*, articulación). Otras condiciones involucran presión en el nervio. El nervio apretado (presionado) es con frecuencia una raíz de la columna, una parte de un nervio que engrana con otros para formar todo un nervio como el ciático. Sin embargo, el nervio en sí puede estar atrapado y esto puede ocurrir al nervio cubital mientras cruza la articulación del codo. Otra causa de presión en el nervio es cuando uno de ellos tiene que cruzar un arco óseo, como la primera costilla. La presión en el primer nervio torácico por este medio puede ocasionar dolor, hormigueo, adormecimiento o cambio de temperatura en el brazo y la mano. Las mujeres parecen ser muy susceptibles a algunas condiciones reumáticas y a los depósitos de calcio que se forman en estructuras alrededor de las articulaciones, como el hombro. Una teoría sugiere que esto puede deberse a las alteraciones en el colágeno, que es una proteína del cuerpo en la piel, huesos, cartílagos y tejido conectivo. El colágeno puede ser sensible a cambiar las hormonas femeninas.

Hay muchos tipos de condiciones reumáticas que ocasionan desde neuralgia en la cara hasta dolor en el dedo gordo del pie. Los fisioterapeutas pueden diagnosticar de donde viene el dolor, analizar los síntomas y tratarlo hasta que se pueda mover libremente, dormir bien en la noche y sentirse bien otra vez.

Diabetes

Si constantemente tiene sed y orina grandes cantidades de orina con un olor dulce, es posible que tenga diabetes. La diabetes mellitus se define como una serie de trastornos o un síndrome en el que el cuerpo es incapaz de regular apropiadamente el proceso, o metabolismo de los carbohidratos, grasas y proteínas. Es ocasionado por una deficiencia parcial o absoluta de la importante hormona insulina, que se produce y libera por células especializadas (conocidas como células beta) localizadas en el páncreas. La función de la insulina es regular los niveles de glucosa (fuente de energía corporal) en la sangre para asegurar que hay cantidad suficientemente disponible todo el tiempo para todos los diferentes tejidos y órganos, para que el proceso de la vida pueda continuar.

Hay dos formas principales del síndrome: diabetes tipo 1 –que es dependiente de la insulina y tipo 2, que no es dependiente de la insulina. En bases mundiales, la diabetes tipo 2 cuenta el 85 por ciento de casos, aunque la incidencia varía entre los diferentes grupos étnicos. En el Reino Unido, más de 1.4 millones de personas saben que tienen diabetes y cerca del 80 por ciento de ellos del tipo 2.

En la diabetes tipo 1 hay un largo periodo asintomático (llamado el periodo prodrómico) durante el cual las células beta son destruidas progresivamente. La edad pico para que aparezcan los síntomas y para que se haga un diagnóstico es entre los 11 y los 13 años. Sin embargo, este no es siempre el caso y la gente madura y hasta mayor es diagnosticada ocasionalmente. En ocasiones la diabetes es heredada, pero los factores genéticos identificados en el presente, no cuentan para toda la incidencia de la diabetes tipo 1. Se cree que los factores ambientales como los virus pueden estar involucrados.

La diabetes tipo 2 es la forma más común y también tiene un largo periodo asintomático que dura muchos años. Generalmente a la gente no se le diagnostica hasta casi los cuarenta años. En contraste a la diabetes tipo 1, en el tipo 2 la gente tiene una relativa en lugar de una absoluta pérdida de insulina. Sin embargo, el trastorno es progresivo y en muchos casos la situación, tanto referente a la secreción de insulina como a la efectividad de su acción, puede empeorar con el tiempo. La diabetes tipo 2 ahora alcanza proporciones epidémicas y los expertos médicos están de acuerdo en que el incremento en la obesidad entre la gente en los países occidentales está cercanamente relacionado con esto.

A mucha gente se le está diagnosticando por primera vez la diabetes cada día en el Reino Unido. Aunque algunos tendrán que ir a su doctor sintiéndose mal o con síntomas que han indicado diabetes, para muchos otros el diagnóstico llega como toda una sopresa. Esto es porque es muy común que se detecte la diabetes durante un chequeo de rutina o durante un periodo de hospitalización para algún otro problema. Con mucha frecuencia, la sospecha inicial de diabetes se incrementa cuando el azúcar se encuentra en una muestra de orina. Sin embargo se necesita analizar muestras de sangre posteriores para que se confirme el diagnóstico. Se estima que el 50 por ciento de aquellos diagnosticados con la forma más cómun de diabetes –un millón de personas– no se les ha diagnosticado hasta hoy y no están conscientes de que tienen el síndrome. Es probable que muchas de estas personas no presenten síntomas o que los han desarrollado tan lenta e insidiosamente que no han reconocido que hay una falla.

Las mujeres con diabetes necesitan ser muy cuidadosas durante el embarazo, pues puede haber un incremento en el riesgo de defectos cardiacos en los bebés. Aunque es raro, una investigación reciente descubrió defectos que son cinco veces más comúnes presentándose en el 3.6% de los bebés. La diabetes mellitus en la gestación es un tipo de diabetes que surge durante el embarazo, por lo general en el segundo o tercer trimestre. Mientras los órganos importantes del bebé se desarrollan bien en esta etapa, el riesgo para el bebé es más bajo que para las mujeres con diabetes tipo 1 o tipo 2. En algunas mujeres puede haber diabetes durante la gestación porque el cuerpo no es capaz de producir suficiente insulina para conocer las necesidades extras del embarazo. En otras mujeres, la diabetes durante el embarazo se puede encontrar durante el primer trimestre del embarazo, lo que significa que la condición probablemente existía desde antes. En muchos casos los niveles de glucosa de la sangre se pueden controlar con dieta, pero algunas mujeres pueden necesitar inyecciones de insulina.

Las clínicas para diabéticos enseñan a la gente dietas para diabéticos y control de peso, lo que es, hasta cierto punto, la clave para controlar la diabetes. La condición será examinada constantemente y así se estabilizará el ajuste de la dieta y tal vez la administración de alguna forma de insulina. Después de esto se enseñará a que ellos mismos se analicen.

Los diabéticos incapacitados necesitan un ciclo de ejercicios y en ocasiones el estrés de la vejiga causa incontinencia leve (tanto si se siente "urgencia" como si inadvertidamente pierde gotas de orina), lo que puede aliviarse tonificando el músculo del piso pélvico. Un fisioterapeuta puede tratarlo si tiene esta condición para restaurar el control de la vejiga.

Discapacidad

La gente que ha estado involucrada en accidentes serios y han sufrido daño a la columna o al nervio aprenden técnicas de fisioterapia, primero en el hospital y luego en un centro de rehabilitación. Otros que tienen enfermedades que debilitan los músculos, como la esclerosis múltiple (EM) necesitan fisioterapia para ayudarse a hacer uso de las habilidades musculares restantes. Quienes padecen de EM se pueden beneficiar enormemente de las clases de ejercicios modificadas que da un profesional que sabe qué tanto impulsar sus músculos debilitantes. Se ha descubierto que las clases semanales de ejercicios pueden alargar los periodos de remisión para los pacientes de EM.

Depresión

Cada mujer experimenta varios grados de depresión en alguna etapa de su vida. La condición va desde sentimientos leves hasta la verdadera condición médica de la depresión, de la cual muchos de los pacientes son mujeres. Esta enfermedad, una vez descrita como "corazón pesado" debido a la sensación de tener un peso en el pecho, ocasiona falta de toda motivación –un tipo de inercia. Baja autoestima, patrones pobres de sueño, la inhabilidad para concentrarse, reticencia a conversar y un deseo de que la dejen sola son posibles consecuencias. La depresión puede ser la máscara como el dolor, el agotamiento, ansiedad y síntomas corporales bizarros, hasta la parálisis. Si un fisioterapeuta examina a un paciente con dolor en todo el cuerpo que forma patrones no conocidos, sospecha de una causa psicológica subyacente que podría tener sus raíces en un estado mental depresivo.

Si la persona deprimida puede superar la inercia y hacer ejercicio, parece ayudar. Un sentido de realización puede ayudar a levantar la autoestima y el proceso de ejercitarse puede apagar los químicos del cuerpo que dominan el estado de depresión. Ya que se sabe que las mujeres deprimidas se refugian en los tranquilizantes, muchos de ellos son adictivos, por lo que es muy importante que se busque consejo profesional. Con tanta nueva información sobre cómo actúan los químicos en el cerebro, podemos esperar pronto una cura confiable, posiblemente que involucre un expediente tan simple como un cambio de dieta. Un investigador descubrió que no desayunar podría iniciar un ataque de depresión en gente susceptible. Si se siente deprimida, intente superar la inercia y explore una de las muchas avenidas disponibles para su ayuda.

7. Confianza durante la menopausia

La palabra menopausia se refiere al último periodo menstrual, mientras que la menarquia se refiere al primero. El término climaterio se usa para describir todo el periodo en que hay síntomas de menopausia, lo que puede abarcar varios años. La menopausia es aparentemente única para las mujeres. El desarrollo del cerebro y la evolución cultural son probablemente responsables. 90% de las mujeres en países desarrollados pueden esperar el experimentar la menopausia.

Una forma saludable de ver la menopausia es que se libere del valor de la pesadez de los periodos mensuales. No se perderá la femineidad y, aunque sea natural, gradualmente se está envejeciendo, no necesita volverse poco atractiva de repente en la menopausia. Las mujeres que están en la cima de su carrera en la edad de la menopausia, pueden continuar una vida productiva bien adaptada por muchos años más.

Desde la menarquia, el útero se ha estado preparando continuamente para recibir un huevo fertilizado. Las mujeres tienen un límite de óvulos al nacer, que son liberados cada mes en los años reproductivos (aunque muchos óvulos fallan en alcanzar la madurez). Con frecuencia la menopausia es un descanso bien recibido de la preparación mensual intensa del cuerpo para la fertilización.

En ocasiones las mujeres pueden experimentar una menopausia artificial. La extirpación de los ovarios traerá síntomas de menopausia, aun en una mujer de treinta años. Si es necesaria una histerectomía en una mujer joven, los ginecólogos siempre tratan de dejar los ovarios, o al menos uno o una parte de uno, pues los efectos de la menopausia pueden posponerse hasta el tiempo normal. Sin embargo, si se deben quitar los ovarios, la hormona estrógeno se puede reemplazar químicamete para retrasar los síntomas de la menopausia, como el envejecimiento prematuro.

Los síntomas de la menopausia incluyen periodos irregulares, bochornos y sudor, palpitaciones, mareos, cansancio, una sensación de letargo en la piel, piel seca y resquebrajada, ruidos en los oídos, falta de concentración y la cabeza "pesada" o apretada o dolor de cabeza. Algunos síntomas son particularmente alarmantes; palpitaciones que pueden presagiar un ataque al corazón, un atroz dolor de cabeza recurrente puede significar todo tipo de cosas siniestras. Es mejor investigar la causa de dichos síntomas y, si se descubren bajo condiciones normales, aceptarlos pragmáticamente. La reacción exagerada tiende a prolongar y reforzar los síntomas.

Periodos

Los periodos por lo general se vuelven irregulares y gradualmente se pierden. En ocasiones son excesivamente largos, abundantes y dolorosos; o pueden ser breves y frecuentes. Estos desbalances hormonales pueden ser molestos y considerarse lo suficientemente serios para que se consulte a un ginecólogo. En ocasiones se aconseja una histerectomía, pero la terapia con estrógeno ha sido muy útil al hacer estos síntomas de la menopausia serios, más soportables.

Estrógeno, TRH y terapias alternativas

La secreción de estrógeno no se detiene por completo en la menopausia. Cuando los ovarios dejan de producir estrógeno, las glándulas suprarrenales se hacen cargo, proporcionando una forma muy débil de estrógeno. Las mujeres que tienen poca grasa, convierten mejor las hormonas suprarrenales en estrógeno, lo que es un irónico y muy alentador giro del destino para la mujer menopáusica que tenga sobrepeso.

Muchas mujeres que alcanzan la menopausia no están seguras si deben tomar una terapia de reemplazo hormonal (TRH), un producto sintético para ayudar a combatir algunos de los síntomas. Hay diferentes formas de TRH, incluyendo la TRH de sólo estrógeno, combinada (estrógeno y progestógeno) y TRH con tibolone (Livial), que es un tipo diferente de TRH.

Los productos que tienen sólo estrógeno, están disponibles como tabletas, implantes, parches, anillos vaginales, geles y sprays nasales. En los productos de TRH combinada, el estrógeno y progestógeno se pueden tomar en la misma tableta o parche o se pueden tomar por separado. El progestógeno puede tomarse todos los días (TRH continua combinada) o por 12 a 14 días de cada ciclo de tratamiento mensual (TRH combinada secuencial). Los doctores evaluarán la conveniencia de la mujer para dicho tratamiento, si cree que la necesita y recomendarla si es necesario.

En el 2002, una prueba clínica para investigar la TRH, fue detenida después de que los resultados encontraron que el fármaco incrementaba el riesgo de cáncer de seno, de ataques, de infartos y de coágulos. Sin embargo, el Comité de Seguridad de Medicamentos (CSM) aconseja que para muchas mujeres los beneficios de usar la TRH por corto tiempo pesan más que los riesgos. Para su uso a largo plazo, las mujeres deben estar conscientes del incremento en el riesgo de cáncer de seno, particularmente con la forma combinada de TRH. Las mujeres que toman cualquier tipo de TRH, deben ver a su doctor al menos una vez al año para que se reevalúe su tratamiento.

La reciente reacción violenta contra la TRH ha dado como resultado que muchas mujeres busquen terapias alternativas como cambios en la dieta y suplementos vitamínicos y de hierbas. Los científicos también han comenzado a estudiar los beneficios de un grupo de fitohormonas conocidas como fitoestrógenos, que están presentes de forma natural en ciertos alimentos como la soya.

Bochornos

Los bochornos son el resultado de la inestabilidad vasomotora. El control de la temperatura del cuerpo no funciona tan bien como lo hacía en el pasado. La gente que una vez notaba el frío, ahora se quita los suéteres y chamarras.

Al menos 70% de las mujeres en edad menopáusica experimetarán bochornos o un incremento repentino en la temperatura, un enrojecimiento en la cara y cuello y luego sudor. Los bochornos parecen ser peores en la noche, en ocasiones en la cama y en ocasiones son presagiados por un sentimiento de ansiedad. Se cree que los bochornos están ligados con la baja de estrógeno. La TRH parece ayudar a superar este síntoma, pero también se ha descubierto que tomar vitaminas C y E ayuda a reducir esos bochornos.

Osteoporosis

La disminución de estrógeno en la menopausia está citada como la principal causa de que los huesos de las mujeres se vuelvan frágiles en una edad avanzada. Hay una rara facción de las células óseas, particularmente en los huesos grandes. Algunas mujeres son más propensas a desarrollar osteoporosis que otras y aquellas que lo son, tendrán más probabilidades de que sus huesos se rompan. Ciertas fracturas como caderas rotas, o fracturas de muñecas y antebrazos son mucho más probables a que ocurran en las mujeres que en los hombres mayores. Las fracturas de compresión en la columna también pueden ocurrir muy fácilmente en la gente susceptible. Las mujeres americanas parecen ser en gran medida más inmunes. Las mujeres asiáticas y caucásicas están en riesgo, pero sólo la mitad sufrirán fracturas en una edad avanzada y aún menos si el problema se diagnostica y se trata. Si se es delgada, blanca y fumadora, eres una probable candidata a la osteoporosis, pero la gente con sobrepeso es más susceptible.

Dos suplementos dietéticos pueden ayudar a prevenir el problema, ellos son calcio (viene en los productos lácteos) y vitamina D (viene en los aceites de pescado y productos lácteos y productos procesados con luz solar). Éstos se deben integrar a la dieta y el doctor puede recomendar suplementos de calcio. Comer comidas que contienen fitoestrógenos, por ejemplo alimentos de soya, también puede ayudar a prevenir la osteoporosis, como lo puede hacer la TRH. Un estilo de vida razonablemente activo es benéfico –mantiene trabajando los músculos, lo que estimula la regeneración celular del hueso.

Cambios genitales

Los tejidos genitales –vulva, vagina y uretra– pierden su elasticidad y los depósitos de grasa durante los años de la menopausia. La vagina se vuelve más pálida y sus niveles de acidez disminuyen, fomentando la multiplicación de bacterias. Si la vagina se inflama a causa de las bacterias, puede verse roja e irritada, sentir comezón y quemazón y salir flujo en la menopausia, la vagina puede hacerse estrecha y perder sus pliegues y los tejidos se vuelven más suave y más delgados.

La estrechez puede ser una ventaja porque las estructuras genitales son aptas para prolapsarse en este momento de la vida. Los buenos músculos ayudarán a mantener los tejidos genito-urinarios saludables y soportarán y contendrán los órganos. Nunca es demasiado tarde para comenzar un programa de ejercicios.

Otro cambio es que la vagina se puede volver seca. Las mujeres que tienen esta condición pueden sentir dolor durante la relación sexual. La TRH aliviará este problema y algunas mujeres usan una crema con estrógenos que se aplica directamente a la membrana mucosa de la vagina con un aplicador y es muy efectiva para restaurar una vida sexual sin entusiasmo, pero aunque la TRH mejora la textura del recubrimiento de los órganos pélvicos y sus tubos de salida, sólo el ejercicio puede regenerar los músculos. Es vital mantener los músculos del piso pélvico adecuadamente.

Síntomas urinarios

El mecanismo de cierre de la uretra, un anillo muscular llamado esfínter, no puede controlar la presión de la vejiga tan eficientemente después de la menopausia. Normalmente el esfínter recibe una buena provisión de sangre que da la inflamación requerida para mantener firmes los tejidos, pero esta provisión se deteriora con la edad. Los músculos tienden a disminuir su volumen y tonicidad. El colágeno en los ligamentos (el componente elástico) se reduce. Los riñones que maduran pueden pasar un volumen más alto de orina, particularmente en la noche. No es inusual para una mujer mayor levantarse una o dos veces por noche (o hasta seis veces). Puede haber una falta de sensación y respuestas nerviosas lentas. Tampoco se ayuda administrando pastillas para dormir.

La incontinencia se puede tratar. Un fisioterapeuta con interés en ginecología y urología puede enseñar a una mujer a ejercitar los músculos que soportan la vagina y la uretra. Después de hacer estos ejercicios las mujeres reportan un mayor control, menos nocturna (levantarse al baño durante la noche) y menos dificultades para evacuar. Un beneficio extra es que hay mayor tolerancia para hacer ejercicio. Las mujeres mayores pueden tener una tendencia a gotear cuando se mueven de una posición en la que están recostadas a una posición de pie, particularmente al levantarse en la mañana. Esta discapacidad con frecuencia responde rápidamente al programa de aprendizaje de control del esfínter.

Se puede recetar medicina para ayudar al cuerpo a deshacerse del exceso de líquidos. A muchas mujeres menopáusicas se les recetan diuréticos para controlar la retención de líquidos. Dichos fármacos se deben evitar si es posible, pues pueden hacer los problemas de incontinencia más difíciles de tratar. Los doctores también pueden recetar un fármaco antiespasmódico que ayuda a prevenir la inestabilidad de la vejiga (goteo). Pero se tiene todo para ganar si las mujeres mayores con cualquier forma de incontinencia, incluyendo frecuencia, urgencia o dificultades para evacuar, aprenden a controlar sus músculos del piso pélvico. La incontinencia en la edad avanzada no se debe ver como inevitable si se trata correctamente. Mucha gente puede seguir siendo incontinente toda su vida.

Ansiedad

Si los signos de la menopausia provocan que surja ansiedad, pueden aparecer síntomas secundarios de estrés como insomnio, depresión, dolor de cabeza o de espalda persistentes. Mientras más se esté abrumada por la conciencia de estar en la menopausia, más probablemente desarrollará signos psicológicos que se atribuyen a la menopausia. Tal vez se ha vuelto olvidadiza, susceptible o se disgusta fácilmente. Luego otra gente reacciona y agrava la condición; así se crea un círculo vicioso. "Es el momento de su vida en que descarta la conducta poco característica".

La ansiedad y la depresión se pueden aliviar con técnicas de relajación que disminuyen la respiración y la frecuencia cardiaca y proporcionan calma. Si permanece tranquila, en control y se rehúsa a reaccionar de más, las pequeñas aberraciones del cuerpo no la angustiarán. La relajación no llega inmediatamente para todas y mucha gente se sorprende con los resultados inesperados que consiguen aprendiendo la habilidad de liberar la tensión rápidamente. De hecho, los síntomas menores irritantes pueden desaparecer virtualmente.

Consumo de tabaco y cafeína

Los hábitos de la vida son difíciles de romper; si los malos hábitos no se han roto antes, debería agregarse un incentivo a la menopausia. El incentivo es permanecer relativamente joven y con buena salud, estar dispuesto a manejar su propia vida por muchos años para no ser una carga para alguien más.

Fumar causa cáncer, daño a las arterias, bronquitis y enfisema. En la bronquitis, los pulmones producen mucosidad que bloquea los tubos bronquiales, lo que provoca tos crónica y debilidad. El enfisema (que también puede ser ocasionado por asma que se ha tenido por mucho tiempo en los no fumadores) causa que se estiren las bolsas de aire que pierden su elasticidad y se unen, por lo que la persona pierde la capacidad de transferir oxígeno de los pulmones a los tejidos.

La arterosclerosis (endurecimiento de las arterias) es una parte más insidiosa del proceso de envejecer que, hasta cierto punto, se puede prevenir con buenos hábitos de salud. Su secuela común, el deterioro del poder mental, daña seriamente la calidad de vida.

El consumo excesivo de cafeína estresa la glándula suprarrenal, que produce estrógeno. La producción de estrógeno disminuye en la menopausia y beber abundante café y té (el té tambien contiene cafeína) perjudica su producción; es una parte más insidiosa del proceso de envejecer. El estrógeno es responsable de los contornos femeninos suaves y del tejido graso y vale la pena tomar medidas para mantener su producción.

8. La gracia de envejecer

Envejecer es corolario en la vida. Afortunadamente y aunque parezca raro, la mayoría de nosotros lo acepta sin querer retroceder. Lo que no aceptamos ni debemos hacer, es volvernos decrépitos. Debemos combatir el deterioro de todas formas. Fisiológicamente, el envejecer cambia nuestro cuerpo. Comienza en el nacimiento, pero parece acelerarse desde la menopausia. El corazón disminuye su potencia, la presión sanguínea está propensa a aumentar y los parches endurecidos en las arterias pueden cortar la provisión vital de oxígeno a los órganos, el cerebro y al mismo corazón, pero los músculos se pueden deteriorar a cualquier edad y su degeneración aun se puede checar hasta cierto punto en la edad avanzada. Un músculo saludable es un músculo que frunciona y los músculos saludables fomentan huesos y articulaciones saludables.

Vista y oído

Los sentidos ya no son tan agudos como antes. Mientras la estructura del ojo cambia con la edad, el enfoque del ojo se vuelve menos flexible. Puede ser más difícil leer los números de teléfono o ensartar una aguja. En realidad se puede beneficiar de la hipermetropía si antes se fue miope. Los músculos del ojo funcionan todo el tiempo, pero también necesitan relajarse. Cuando se practique la relajación en general, hay que recordar los ojos.

El oído también cambia con la edad. Se puede presentar sordera o una incapacidad para separar los sonidos, especialmente en grandes reuniones con mucho ruido de fondo.

Algunas personas se ofenden cuando les dicen que están sordos y no se dan cuenta que pueden mejorar la calidad de vida hacia la vejez teniendo información. Puede ser difícil aprender a usar lentes bifocales o progresivos o audífonos a esta edad, pero esto es una lástima, pues la tecnología moderna tiene mucho que ofrecer.

Memoria y eficiencia

Se sabe que la memoria a corto plazo se deteriora conforme avanza la edad, pero la memoria se debe ejercitar como cualquier otra parte del cuerpo; si no se usa, se pierde. Puede ser necesario escribir las cosas, tener un bolígrafo junto al teléfono, o un diario cerca de la cama o en el escritorio. La edad avanzada con frecuencia se usa como excusa para la flojera y esto no debe ser así.

El cerebro necesita ejercitarse de la misma forma que los músculos y las articulaciones. La expectativa de vida, el incremento en el número de ancianos y algunos factores económicos desalentadores nos han hecho vital permanecer mentalmente alertas. Algún curso o un pasatiempo pueden ayudar a estimular el interés y activar el proceso de pensamiento. Tomar notas ayuda al proceso de aprendizaje y a la escritura recreativa; para escribir cartas y diarios puede ser muy satisfactorio.

Desequilibrio

Con la edad, los nervios mielinizados, que dicen al cerebro qué condiciones está experimentando el cuerpo, gradualmente pierden su cobertura externa o cubierta y no transmiten mensajes tan exactos. Esto significa que las actividades que eran fáciles en la juventud son más difíciles y peligrosas conforme nos hacemos viejos. Se pueden prevenir los accidentes si se involucra en actividades que reflejan exatamente las capacidades. Realizar movimientos rápidos en circunstancias seguras, por ejemplo hacer ejercicio con música sobre un piso con alfombra mejorará la salud cardiovascular y puede posponer la pérdida de balance. Algunos instructores usan rebotadores (trampolines en miniatura) para ayudar a los músculos a absorber cualquier shock. Naturalmente se debe ser razonablemente cauto para realizar dicho ejercicio. Hay que ver a un doctor antes para que revise la salud cardiovascular.

Movilidad de la columna

Una columna normal puede resistir una cantidad razonable de torceduras. Mientras crecemos, no es fácil llegar al final sin torcerse la columna. Lo mismo se puede decir al doblarse y estirarse. Estirar los músculos y ligamentos hasta su límite es incómodo y puede ser doloroso. La gente mayor voltea todo el cuerpo en lugar de sólo la cabeza o la cabeza y los hombros. Algunos tienen dificultad para echar el carro en reversa. Una cierta cantidad de torceduras en la columna es saludable; sin las articulaciones cruciales atrás de cada vértebra se detioraría. Las actividades de movilización comprenden movimientos giratorios que son vitales para retrasar el proceso de envejecimiento.

Los rayos X de la columna de gente de más de cuarenta años con frecuencia muestran signos de desgaste: estrechez de los discos intervertebrales y la formación de huesos extra en los bordes de los huesos vertebrales llamados labiación. En ocasione estos signos aparecen mucho antes de los cuarenta años. Cuando se les dice acerca de este deterioro, algunas personas creen que deben limitar sus movimientos para conservar su columna, pero no es así, sólo ocasionalmente el movimiento de la columna necesita limitarse: en dichos casos, varias vértebras pueden estar unidas mediante cirugía; o la parte afectada de la columna puede estar cubierta con un collar o corsé. La fisioterapia es invaluable en cualquier caso. El mejor tratamiento para las vértebras ligeramente deterioradas es un incremento en el movimiento. Aunque una columna hipermóvil puede ocasionar problemas como inestabilidad. La mayoría de la gente se hace hipomóvil conforme van creciendo y una columna normalmente móvil por lo general no tiene dolor y si una parte del cuerpo no puede moverse, es necesario compensarlo con una buena movilidad en otras áreas.

Ejercicios de circulación

Los órganos cardiovasculares –el corazón, las arterias y las venas–, maduran junto con otras estructuras del cuerpo. El estrógeno puede proteger a las mujeres de los problemas cardiovasculares durante sus años reproductivos, pero después de los cincuenta, muchos hombres y mujeres experimentan trombosis coronaria, derrames y alta presión sanguínea. Los doctores pueden recetar estrógeno y otros medicamentos disponibles para estabilizar la presión sanguínea, el ritmo cardiaco o para incrementar la fuerza de la contracción del corazón. Además, se puede asegurar la salud circulatoria adoptando una dieta sin grasas y nutritiva con un mínimo de alimentos procesados que contengan poco o no contengan valor nutritivo y una rutina de actividades o ejercicios diarios.

Incrementar la tolerancia al ejercicio, hará que la salud cardiovascular mejore. El corazón es un músculo y todos los músculos se mejoran con el ejercicio. Si se tiene una enfermedad circulatoria o del corazón, o ha tenido cirugía de corazón, un fisioterapeuta cardiaco, que tiene conocimientos especiales de problemas circulatorios, puede aconsejar un programa de ejercicios adecuado y recomendar el justo balance entre el ejercicio y descanso examinando cuidadosamente los efectos del ejercicio y tomando el pulso y la presión sanguínea.

Derrames

Los derrames menores no son comúnes. Conocidos como ACV (accidentes cerebrovasculares), se tratan de un coágulo en la arteria, evitando que la sangre alcance una parte del cerebro y por lo tanto, lo priva de oxígeno. Esta situación con frecuencia es temporal. El coágulo desaparece, la sangre fluye adecuadamente de nuevo y el tejido se regenera hasta cierto punto, pero la persona podría quedar con trastornos de movimiento que se deben tratar lo más pronto posible mientras se lleva a cabo la regeneración, para maximizar el regreso de la función. Este tipo de pacientes pueden presentar pérdida del habla y pérdida de poder muscular con exceso de actividad (espasticidad) de algunos grupos musculares. En ocasiones hay incontinencia o un problema de balance y casi siempre hay falta de coordinación. La fisioterapia es una parte vital del equipo que se aproxima a rehabilitar a estos pacientes, que pueden esperar generalmente muchos años de vida bastante activa sin una repetición del accidente.

Para derrames serios, la fisioterapia y la terapia del lenguaje se ofrecen con frecuencia diariamente en cualquier hospital o centros de cuidado de la salud. Por medio de la rehabilitación los pacientes aprenden a caminar de nuevo, a usar la mano y el brazo afectados, a comer y a hablar.

Continencia

Nuestros asilos de ancianos están llenos de gente que tiene incontinencia, tanto urinaria como fecal o ambas. Muchos de ellos son mujeres porque, como se ha entendido hasta ahora, las mujeres están anatómicamente propensas a ello. Muchas de estas desafortunadas pacientes están ahí sólo por su incontinencia; la familia vio que era imposible manejarla. En lugar de esperar que las familias sean sobrehumanos en su cuidado, los fisioterapeutas y otros profesionales de la salud están haciendo enormes esfuerzos para proporcionar ayuda.

Las fuerzas de tarea están trabajando para reforzar la conciencia de este gran problema. Los fisioterapeutas se preocupan principalmente por los aspectos preventivos para que la próxima generación de ancianos sea continente.

Las enfermeras consejeras en continencia evalúan a los individuos en casas y hospitales, enseñando al personal cómo hacer frente y mejorar la comodidad y autoestima de la gente que ha perdido la esperanza. Se puede hacer mucho yendo regularmente al baño, aun para la gente mayor que están perjudicados mentalmente. Trabajar por la continencia no sólo ahorrará esfuerzos y dinero (las notas de las lavanderías en estos lugares se tambalean), sino que la dignidad y sensatez reemplazarán la degradación y desesperación.

Una rutina saludable

La rutina es esencial al hacer que las cosas ocurran diariamente. Se puede pensar en una rutina que automatice el cuerpo haciendo que valga la pena para usted.

Al retirarnos necesitamos autodisciplina para inventar una rutina adecuada y adaptarnos a ella. Cuando estábamos en la fuerza laboral, la rutina se nos imponía. Con frecuencia era molesto y en algunos casos añorábamos que se nos liberara de una rutina de trabajo que viene con una actitud de dejar hacer cuando nos retiramos.

La rutina debe consistir en al menos dos periodos diarios de ejercicio. El ejercicio matutino podría ser el trabajo de la casa, del jardín o ambos. El periodo de ejercicio a mediodía necesita ser más recreativo –una caminata, moverse con la música o una sesión en una bicicleta de ejercicios. Al menos una vez a la semana salir y hacer actividad social, como golf, tenis, bolos o croquet, es deseable aunque no obligatorio para aquellos que se sienten más cómodos con su propia compañía. Hay que asegurarse de estar llenos de actividad mental, por ejemplo, aprender una nueva habilidad que siempre se quiso intentar nunca es demasiado tarde.

Una de las actividades semanales que siempre se deben considerar es una clase de ejercicios. Muchos centros comunitarios las ofrecen a bajo costo y además son saludables y divertidas.

Ejercicios terapéuticos

Las clases de ejercicios para mujeres mayores deben de ser impartidas por fisioterapeutas que entienden el ajuste de la postura, la fatiga muscular, tensión en la articulación y la importancia de limitar el ejercicio para que la frecuencia cardíaca se mantenga dentro del rango correcto para la edad de la persona. Se deben tomar en cuenta las discapacidades, pero el ejercicio debe ser lo suficientemente enérgico para incrementar la frecuencia cardiaca y el esfuerzo respiratorio. El ejercicio aeróbico se puede trabajar gradualmente, de ese modo se incrementa el abastecimiento de sangre a los músculos, órganos y huesos sin un incremento que corresponda a la frecuencia cardiaca. El balance y la coordinación también se pueden mejorar haciendo un progreso de movimientos fáciles a más difíciles, de más rápidos y más simples a complejos. Para alcanzar resultados tangibles y mejorar el abastecimiento de sangre a los vasos capilares, se deben realizar ejercicios aeróbicos de bajo impacto por un mínimo de veinte minutos, dos o tres veces a la semana.

Algunas personas asocian el envejecimiento con la pérdida de independencia, el deterioro de la imagen que se tiene de una misma y retirarse de actividades agradables. La sociedad tiende a dictar las actividades que son adecuadas para diferentes grupos de edad, pero eso no disuade a una persona mayor que se siente energético a disfrutar de la vida. Si usted se adapta al cuadro arcaico de que una mujer de edad avanzada que tiene sobrepeso con músculos flácidos, tiene venas varicosas que decoloran la piel, con cifosis y con un lento y pesado caminar, un paseo vigorizante diario pronto dará energía al espíritu y mejorará la apariencia. El ejercicio mejora la circulación, incrementa la absorción de calcio, disminuye las oportunidades de obesidad y promueve la energía sexual.

Relajación

El valor de la relajación ha sido ensalzado como una puerta para elevar la conciencia. Los maestros de la relajación nos pueden hacer sentir ligeros, flotando, hasta en las nubes si tomáramos drogas. Usémosla como medio cuando las circunstancias se vuelven intolerables o en peligro de abrumarnos, eso ayudará a encontrar paz. No importa qué tan mala sea la situación, física, mental o ambas, si se puede relajar, se puede escapar. El control instintivo de nuestro funcionamiento corporal es una habilidad primitiva perdida en la carrera hacia la civilización. Se puede volver a aprender con gran beneficio teniendo contacto temprano con los principios de la fisioterapia. Si el contacto llega tarde, en la edad avanzada, aun así no es tarde.

Estabilidad emocional

Libres del dominio de las hormonas, las mujeres deben ver en sus últimos años de vida un tiempo de estabilidad y tranquila satisfacción. Sin embargo, bien puede traer decepción, desilusión y aflicción. Aun en tiempos de extremo tormento, se necesita poner atención a las necesidades del cuerpo que pueden desviar la mente. El trabajo físico constructivo es extraordinariamente terapéutico. Nuestro cuerpo puede "apagar" a nuestra mente si sólo dejamos que éste se haga cargo. Todo es asunto de encender los químicos correctos.

El dolor con frecuencia es una compañía de la edad avanzada, pero hay muchas formas de superaralo. Un investigador canadiense ha analizado el lenguaje que se usa para describir el dolor y creó un examen para cuantificarlo. El examen consiste en 83 palabras, agrupadas de acuerdo a la intensidad y clasificado por pacientes. Por ejemplo, el dolor "punzante" se compara ligeramente al dolor "aplastante", el dolor "brutal" y "asesino", implican sufrimiento mental; el dolor "lacerante" es muy diferente al dolor "agotador". Los fisioterapeutas usan este tipo de enfoques, escuchando cuidadosamente cómo una persona describe su dolor. La descripción por lo general es muy precisa. Puede ser una cuestión de aprendizaje con el cual vivir. Si es así, se necesitarán instrucciones de una clínica del dolor.

Asistencia

La asistencia médica de todo tipo se vuelve más necesaria conforme avanza el tiempo. Es importante entender las opciones disponibles y hacer preguntas como las siguientes:

- ¿Me está cegando la ciencia? ¿Me están enredando con palabras impresionantes?
- ¿Este procedimiento / examen / rayos-X/ manipulación/ tratamiento, en realidad es necesario? ¿Cuáles son las ventajas de este tratamiento? ¿Qué pasará si no lo tengo?
- ¿Este procedimiento es vital ahora? ¿O hay una opción más simple que pueda intentar primero?

Los fisioterapeutas deben ser capaces de ofrecer servicio real para competir con las muchas opciones que van desde medicina altamente sofisticada hasta curanderismo no comprobado. Se deben de conocer las necesidades del individuo a un costo que esté realmente al alcance del bolsillo. Al evaluar la asistencia y el tratamiento que se recibe, se debe esperar que el fisioterapeuta:

- Considere el bienestar mientras está en la sesión.
- Pase un tiempo adecuado con usted.
- Lo trate en un área privada.

- Le explique el tratamiento.
- Evalúe su progreso y lo mantenga informado del número de visitas que necesita.

La palabra fisioterapia significa curación del cuerpo. La profesión alcanza un índice de mejoría de cerca del 80 por ciento total. Esto no significa la cura completa en cada caso, sino que significa menos dolor, más libertad de movimiento y más fuerza y capacidad de recuperación.

Si una situación parece mala, la desesperación no la puede corregir, al contrario, la desesperación siempre es una respuesta inapropiada porque el futuro desconocido puede tener una solución. Siempre que se hace un nuevo descubrimiento tiene una costumbre de revelar algo más grande, más pequeño o más fantástico de lo que cualquiera se puede imaginar.

> Y *aunque tu alma navegue más allá, aún así, más allá de todo eso habrá más mar.*
>
> **Dante Gabriel Rossetti,**
> *The House of Life.*

Glosario

ACNÉ COMÚN. Es una enfermedad inflamatoria crónica de las glándulas sebáceas y los folículos pilosos de la piel. Es común que se desarrollen quistes y nódulos que dejen cicatriz.

ADENOMA. Es un tipo de tumor.

AMENORREA. Ausencia de menstruación.

ANEMIA. Reducción de glóbulos rojos o de la hemoglobina en la sangre.

ANOREXIA NERVIOSA. Pérdida crónica del apetito.

AREOLA. Área pigmentada alrededor del pezón.

ARTERIOESCLEROSIS. Acumulaciones localizadas de depósitos grasos en las paredes de las arterias.

ARTICULACIÓN SACROCOCCÍGEA. Articulación entre el cóccix y el sacro.

ARTICULACIÓN SACROILÍACA. Articulación de los huesos de la cadera con el sacro.

ASMA. Dificultad para respirar ocasionada por espasmos de los bronquios debido a la inflamación de la membrana mucosa.

ATEROESCLEROSIS. Pérdida de elasticidad de las paredes de las arterias.

BIORRETROALIMENTACIÓN. Entrenamiento para controlar, voluntaria o involuntariamente el sistema nervioso.

BOLSA. Bolsa tipo almohadilla que actúa para evitar la fricción en y alrededor de las articulaciones.

CALOSTRO. Secreción de los senos antes del comienzo de la lactancia real.

CANDIDIASIS. Infección fúngica de la boca, garganta, intestinos o vagina.

CARDIOVASCULAR. Perteneciente al corazón y a los vasos sanguíneos.

CÉRVIX. Cuello del útero.

CIRROSIS. Enfermedad crónica degenerativa del hígado.

CISTOCELE. Hernia de la vejiga.

CLAMIDIA. Microorganismo que causa inflamación genital y conjuntivitis.

CLIMATERIO. Cese del periodo reproductivo de una mujer.

CÓCCIX. Huesos pequeños en la base de la columna.

COLÁGENO. Proteína fibrosa insoluble del cuerpo.

COLECISTECTOMÍA. Extirpación de los cálculos biliares.

COLESTEROL. Esterol o aceite distribuido ampliamente en los tejidos animales.

CONDUCTO PATENTE. Abertura entre la aorta y la arteria pulmonar.

CONTRACCIÓN MUSCULAR. Isométrica: tensión que se desarrolla pero no realiza ninguna función mecánica. Isotónica: tensión que se mantiene mientras disminuye la longitud del músculo durante la realización de un trabajo o ejercicio.

CONTRACCIONES DE BRAXTON HICKS. Contracciones intermitentes sin dolor.

DISMENORREA. Menstruación difícil o dolorosa.

DIURÉTICO. Agente que incrementa la secreción de orina.

EIP. Enfermedad inflamatoria pélvica.

ÉMBOLO. Masa de materia no disuelta, como grasa, coágulo sanguíneo o burbuja de aire en un vaso sanguíneo que puede ocasionar bloqueo.

ENDOMETRIOSIS. Condición que ocurre cuando los parches del recubrimiento uterino salen del útero.

ENDORFINA. Sustancia parecida a la morfina que se encuentra en el sistema nervioso.

ENERGÍA DE PULSOS ELECTROMAGNÉTICOS. Tratamiento desarrollado para crear un campo electromagnético dentro del cuerpo para alterar los procesos físicos o químicos.

ENFERMEDAD DE SCHEUERMANN. Condición que se desarrolla en la que varias vértebras crecen asimétricamente.

ENFISEMA. Bolsas de aire rotas o hinchadas en los pulmones.

ENURESIS. Orina involuntaria.

EPISIOTOMÍA. Incisión del perineo durante la segunda etapa del parto.

ESCHERICHIA COLI. Bacilo del colon, su habitat normal – el intestino.

ESCOLIOSIS. Curvatura lateral de la columna.

ESFÍNTER. Músculo circular que constriñe un orificio o tubo, como el ano o la uretra.

ESTIMULACIÓN NERVIOSA ELÉCTRICA TRANSCUTÁNEA (TENS). Dispositivo eléctrico con propiedades analgésicas.

ESTRÓGENO. Hormona sexual femenina.

ETS. Enfermedad de transmisión sexual.

FARADISMO. Corriente interrumpida para estimular los músculos y nervios.

FERNING. Patrón de hoja de palma que asume la mucosa cervical generalmente a mitad del ciclo en mujeres que están menstruando. La mucosa tiene un patrón en otras ocasiones y durante el embarazo.

GALVANISMO. Corriente directa que se usa para aliviar el dolor crónico.

GLUCOSA. Tipo de azúcar, también conocida como dextrosa, importante en el metabolismo del cuerpo.

GONORREA. Infección contagiosa catarral de la membrana mucosa genital.

HEMATOMA. Inflamación que contiene sangre.

HEMOGLOBINA. Hierro que contiene pigmento de los glóbulos rojos.

HEMORROIDES. Masa de venas dilatadas en el área anorrectal.

HEPATITIS. Inflamación del hígado por virus o algún orígen tóxico.

HERPES (GENITAL). Erupción vesicular en los genitales.

HIPEREMESIS. Vómito excesivo.

HIPEREXTENSIÓN. Movimiento más allá del rango normal.

HIPERMÓVIL. Movilidad excesiva de las articulaciones que lleva a la estabilidad.

HIPERVENTILACIÓN. Disminución del dióxido de carbono que da como resultado baja presión sanguínea, vasoconstricción y ansiedad.

HIPOMÓVIL. Falta de flexibilidad de las articulaciones.

HIPOTÁLAMO. Área del cerebro que controla las actividades metabólicas, la temperatura y las hormonas.

HISTAMINA. Subproducto metabólico que puede causar dolor y molestia.

HORMONA. Estimulante activador químico que incrementa la actividad funcional.

INCONTINENCIA. Falta de habilidad para retener la orina o las heces fecales.

INDUCCIÓN (DEL PARTO). Ocasiones que proceda el parto.

INSUFLACIÓN (DE LOS TUBOS). Soplido de dióxido de carbono en unos tubos para probar la permeabilidad.

INSULINA. Hormona que regula el azúcar en la sangre.

INYECCIÓN EPIDURAL. Inyección de analgésico local en el espacio fuera de la dura (capa dura que rodea la columna vertebral).

ISQUEMIA. Anemia temporal y local debida a la obstrucción de la circulación.

ITS. Infección de transmisión sexual.

KONAKION. Inyección de vitamina K para prevenir el sangrado del cordón umbilical en el recién nacido.

LADILLAS. Tipo de piojos que infestan el vello púbico.

LAPAROSCOPIO. Instrumento utilizado para explorar la cavidad abdomino-pélvica.

LÍQUIDO AMNIÓTICO. Líquido que rodea al bebé en el útero.

LORDOSIS. Convexidad exagerada de la columna a nivel de la cintura.

MASTECTOMÍA. Extirpación de los senos.

MASTITIS. Inflamación del seno al momento de lactar.

MECONIO. Primeras heces del recién nacido.

MENARQUIA. Principio de la menstruación.

MENOPAUSIA. Cese permanente de la actividad menstrual.

MGU. Medicina genitourinaria.

MIGRAÑA. Ataques paroxismales de dolores de cabeza, frecuentemente de un lado con trastornos en la visión y molestias gástricas.

MONONUCLEOSIS. Fiebre glandular.

NERVIO MIELINADO. Nervio con una cubierta o capa de grasa.

ONDA CORTA. Corriente de alta frecuencia que incluye al paciente en un campo electromagnético o electroestático produciendo calor profundo.

OSTEOPOROSIS. Reblandecimiento del hueso.

OXITOCINA. Hormona que estimula la contracción del útero.

PELVIS GINECOIDE. Tipo de pelvis femenina.

PERIARTRITIS. Inflamación del área que rodea la articulación.

PERINEO. Región externa entre la vulva y el ano.

PERINEOMETRO. Aparato para medir la presión en la vagina cuando los músculos del piso pélvico se contraen.

PERIOSTIO. Sustancia fibrosa que cubre los huesos y los alimenta.

PERITONEO. Membrana serosa reflejada sobre las vísceras y el recubrimiento de la cavidad abdominal.

PLACENTA PREVIA. Placenta que se implantó en la parte baja del útero, posiblemente debajo del bebé.

PLEXO BRAQUIAL. Red de nervios que abastecen al brazo.

PROCIDENCIA. Prolapso uterino completo.

PROCTALGIA FUGAZ. Dolor rectal.

PROGESTERONA. Hormona que tiene un efecto en el tejido que recubre el útero.

PROGESTINA. Hormona que tiene un efecto en el tejido que recubre el útero.

PROLAPSO. Desprendimiento o caída de un órgano o parte interna.

PROSTAGLANDINAS. Grupo de ácidos grasos que causa que se contraiga el útero.

PRUEBA DE APGAR. Sistema para medir la condición de un niño al momento de nacer.

QUIFOSIS. Joroba o curvatura en la parte superior de la columna.

RECTOCELE. Protrusión en forma de saquito de la pared del recto en la vagina.

REFLEJO DE LUCHA. Respuesta del sistema nervioso autónomo al estrés repentino.

RELAXINA. Hormona responsable de suavizar los ligamentos y el cérvix durante el embarazo.

SALPINGITIS. Inflamación de las trompas de Falopio.

SIDA. Síndrome de InmunoDeficiencia Adquirida.

SÍFILIS. Enfermedad venérea crónica infecciosa.

SISTEMA PARASIMPÁTICO. Sistema nervioso autónomo responsable de relajar el funcionamiento de los sistemas corporales.

SISTEMA SIMPÁTICO. Sistema nervioso autónomo activado por el estrés.

SURFACTANTE. Agente que disminuye la tensión en la superficie de los pulmones.

TERAPIA INTERFERENCIAL (TIF). Corrientes de frecuencia media que "interfieren" con otra para producir una corriente de baja frecuencia fisiológica dentro del cuerpo.

TOXEMIA. Distribución de sustancias venenosas por el cuerpo

TRH. Terapia de reemplazo hormonal.

TRICOMONIASIS. Inflamación de la vagina por agentes protozoos.

TRIMESTRE. Periodo de tres meses durante el embarazo.

TROCANTE. Cresta ósea en la parte alta del fémur.

TROMBOSIS CORONARIA. Coágulo en una arteria que abastece el músculo del corazón.

ULTRASONIDO. Tratamiento que usa vibraciones acústicas para diagnóstico o uso terapéutico.

ULTRAVIOLETA. Rayos electromagnéticos con efectos antibióticos

URETROCELE. Protrusión en forma de saquito de la pared uretral en la vagina.

VAGINISMO. Espasmo de los músculos que rodean la vagina.

VAGINITIS. Inflamación de los tejidos de la vagina.

VASOS DEFERENTES. Conductos excretores de los testículos.

VERNIX. Secreción cerosa que cubre al feto.

VERRUGAS VENÉREAS. Elevaciones rojizas húmedas en los genitales o en el ano.

VIH. Virus de Inmunodeficiencia Humana que daña el sistema de defensas del cuerpo para que no pueda luchar contra ciertas infecciones y que conduce al SIDA.

VISCEROPTOSIS. Desplazamiento hacia debajo de los órganos viscerales.

VPH. Virus del papiloma humano, una de las infecciones más comúnes que se transmiten sexualmente.

VULVA. Abertura exterior de la vagina.

Contenido

Prólogo 3
Introducción 5

1. Buena forma y salud............................9
   Dándole forma a la figura...........................12
   Ejercicio 20
   Estrés y relajación 33
   Mecanismos del dolor 43
   Reflejos 50

2. Adolescencia...57
   Menstruación 58
   Crecimiento 61
   Problemas de postura..................................62
   Acné 64
   Obesidad 65
   Adelgazamiento 66
   Anorexia nerviosa...66
   Combatir la tensión 68

3. Autoestima, satisfacción sexual y seguridad sexual ...73
   El poder de la imagen 73
   Coito..76
   Seguridad sexual...82
   Infertilidad 93
   Control natal 95
   Concepción 101
   Después de la anticoncepción................102

4. Embarazo y nacimiento 107
   Buena forma en el embarazo..................107
   Efectos secundarios del embarazo 110
   Problemas que requieren de cuidado especial 121
   ¿Nacimiento en casa o en el hospital?...127
   Una experiencia compartida: el rol masculino...............129
   La pelvis femenina......................................131

El feto 133
Respiración para el parto 134
Transición 139
Segunda etapa: nacimiento... 142
Parto 144
Partos de gemelos y nacimiento de nalgas 145
Cesárea 146
El recién nacido.. 147
Lactancia 154
Masaje al bebé: lazos afectivos 155
La madre 155
Las primeras seis semanas 161
Seis semanas después 166

5. Problemas ginecológicos y de la vejiga 169
Piso pélvico débil 169
Dolor pélvico 174
Fisioterapia para condiciones ginecológicas 176
Condiciones de la vejiga 178

6. Mediana edad 187
Peso 187
Hipertensión arterial y colesterol 188
Cálculos biliares 189
Cáncer 190
Bultos en los senos 191
Drogas/fármacos 192
Reumatismo 193
Diabetes.. 194
Discapacidad 196
Depresión 196

7. Confianza durante la menopausia 199
Periodos 200
Estrógeno, TRH y terapias alternativas 200
Bochornos 201
Osteoporosis 201
Cambios genitales 202
Síntomas urinarios... 202

Ansiedad 203
Consumo de tabaco y cafeína.......................................204

8. La gracia de envejecer 205
Vista y oído 205
Memoria y eficiencia 205
Desequilibrio 206
Movilidad de la columna..206
Ejercicios de circulación...207
Derrames...208
Continencia 208
Una rutina saludable 209
Ejercicios terapéuticos 209
Relajación 210
Estabilidad emocional 210
Asistencia 211

Glosario 213

Impreso en los talleres de
Trabajos Manuales Escolares,
Oriente 142 No. 216
Col. Moctezuma 2a. Secc.
Tels. 5 784.18.11 y 5 784.11.44
México, D.F.